LE RÉGIME

DES

DIABÉTIQUES

PAR

LE PROFESSEUR W. EBSTEIN

Directeur de la Clinique médicale de Göttingen, etc.

TRADUIT DE L'ALLEMAND

PAR

LE Dr J. DAGONET

Médecin-adjoint de l'asile Sainte-Anne

PARIS

OCTAVE DOIN, ÉDITEUR

8, PLACE DE L'ODÉON, 8

1893

LE RÉGIME DES DIABÉTIQUES

LE RÉGIME

DES

DIABÉTIQUES

PAR

LE PROFESSEUR W. EBSTEIN
Directeur de la Clinique médicale de Göttingen, etc.

TRADUIT DE L'ALLEMAND

PAR

LE Dr J. DAGONET
Médecin-adjoint de l'asile Sainte-Anne

PARIS
OCTAVE DOIN, ÉDITEUR
8, PLACE DE L'ODÉON, 8

1893

Je remercie mon ami le Dr Schuman-Leclerq, médecin à Carlsbad, de m'avoir engagé à faire cette traduction ; elle sera, je pense, favorablement accueillie par le public médical français.

Je dois adresser aussi mes sentiments de gratitude à M. le Professeur Ebstein, pour sa bienveillance et les notes inédites qu'il a bien voulu me communiquer.

J. DAGONET.

PRÉFACE

Plusieurs médecins m'ont demandé, depuis quelques années, d'exposer ma manière de voir sur les régimes qui peuvent être recommandés aux diabétiques. Je me rends à leur désir, comme je l'avais déjà fait à Hanovre, lors de ma conférence du 15 juin 1889, à la quatorzième réunion de la Société des Médecins de Saxe ; je n'ai pu m'acquitter plus tôt de cette tâche, par suite du manque de temps et de loisirs. Aujourd'hui seulement, je termine ce travail que j'avais projeté depuis longtemps. Puisse ce livre remplir le but pour lequel il est destiné. Puissent les conseils qui y sont donnés rendre service aux médecins praticiens et aider à l'étude et au progrès de ces questions si discutées.

EBSTEIN.

Göttingen, le 30 mars 1892.

LE RÉGIME DES DIABÉTIQUES

CHAPITRE PREMIER

APERÇU HISTORIQUE SUR LE TRAITEMENT DU DIABÈTE SUCRÉ ET SUR LES RÉGIMES DES DIABÉTIQUES

Les observations sur le diabète sucré sont plus fréquentes depuis ces dernières années. La connaissance du diabète est due à notre époque. Importance de la physiologie et de la chimie. Le diabète est très probablement une maladie fort ancienne, mais c'est seulement au VIIe siècle que des auteurs indiens mentionnent un des symptômes les plus caractéristiques de cette affection, la présence du sucre dans les urines. Th. Willis (1622 à 1675) constate le goût sucré des urines des diabétiques. Dobson, en 1774, dit que ce goût est dû à la présence du sucre : il introduit l'opium dans la thérapeutique du diabète (p. 2 à 8). Plusieurs années se passent, enfin J. Rollo recommande le régime animal (viande et graisses). Autres prescriptions de Rollo (alcalins, vêtements de laine, frictions avec des corps gras, séjour des malades dans la chambre). Les partisans de Rollo. Modifications apportées à son régime. Le régime presque purement animal de Hope (régime par les albumines). Le régime de Gérard, d'après Rollo, et les bains chauds. Observations de Th. Christie à Ceylan : l'hydrothérapie à côté du régime animal ; influence du climat dans le diabète (p. 8 à 13). Les adversaires du régime de Rollo ; objections générales contre ce traitement du diabète sucré (P. Warren). Marsh ajoute

aux règles précédentes les mouvements actifs. Objections contre le régime animal : Horn, Wolff, v. Stosch. Propositions de William Prout (p. 13 à 18). Les efforts de Bouchardat dans le but de faire concorder le régime des diabétiques avec les exigences de la vie. Bouchardat recommande le *pain de gluten.* Les alcools. Les influences morales dans le diabète sucré (p. 19-20). Le régime de Pavy. Le pain d'amandes (p. 20 à 22). Le régime de Seegen (p. 22). Le traitement de Piorry du diabète par le sucre (p. 23). Depuis cette époque, rien de nouveau ne s'est produit pour modifier les régimes. Jaccoud, pourtant, montre l'insuccès des traitements hygiénique et thérapeutique dans les formes graves du diabète ; il insiste pour établir brusquement le régime. Ni Trousseau ni Jaccoud ne mentionnent les graisses. D'après Trousseau, il faut s'abstenir d'une alimentation trop riche en azote (p. 23 à 26). Le régime de Chambers (viande). Le régime de Cantani (viande et graisses exclusivement) ; ses modifications (p. 26 à 33).

Il existe peu de chapitres sur les maladies si nombreuses de l'homme qui aient suscité, dans ces derniers temps, un intérêt aussi vif chez les physiologistes et les pathologistes que l'étude du diabète sucré, poursuivie sur le terrain scientifique ou pratique.

Il y a cinquante ans, le diabète passait pour une affection rare[1]; peu à peu on a observé, en Allemagne et dans les

Les chiffres romains I à XXIII, qui se trouvent dans le texte et les annotations, se rapportent au chapitre supplémentaire : *Notes et remarques.*

[1] ROMBERG (*Observations cliniques. Institut polyclinique de l'Université de Berlin*, 1831, page 115) s'exprime ainsi : « Sur dix mille malades qui ont été traités dans le courant des cinq dernières années, il

autres pays civilisés, que sa fréquence augmentait. Il reste à discuter (et c'est là un fait difficile par suite du manque de statistiques[1]), si cette affection, comme je le crois vraisemblable, est plus commune aujourd'hui qu'elle ne l'était autrefois, ou bien si les médecins de notre époque la diagnostiquent plus aisément [2]. La connaissance du diabète est due à notre époque. Tandis que d'autres maladies de nutrition, telles que l'*adiposité*, la *goutte* quelques formes de *lithiase*, en relations évidentes avec le diabète sucré puisqu'elles se produisent chez le même individu simultanément ou alternativement, étaient, dès l'antiquité, plus ou moins bien connues et leurs symptômes assez exactement décrits, le diabète n'a été étudié scientifiquement que dans les temps les plus récents. Ce fait est d'autant plus remarquable que peu de maladies offrent, autant

n'y en avait que trois qui étaient atteints de diabète sucré ; ainsi se trouve confirmée la rareté de cette triste affection dans notre contrée. » (Voir dans le Supplément l'article I.)

[1] Il serait nécessaire d'avoir des statistiques s'étendant à des pays entiers. A propos de statistiques sur la morbidité et la mortalité du diabète, je ne connais que la tentative de BETZ de réunir tous les cas de diabète qui se sont produits dans le Würtemberg. Cette statistique n'a pas donné de résultats satisfaisants. (*Württemb. med. Corr.-Blatt*, 1872, n°s 23 et 28; 1873, n° 4; 1875, n° 1.) BETZ avait entrepris ce travail, pensant avec raison que le diabète était une maladie qui augmentait de jour en jour.

[2] Le diabète sucré, depuis qu'il est mieux connu et mieux diagnostiqué, se trouve au nombre des affections fréquentes, comme le démontrent les observations des médecins français et étrangers. (LEUDET, *Clinique médicale de l'Hôtel-Dieu de Rouen*. Paris, 1874, page 269.)

que le diabète, des rapports aussi étroits entre la pratique et la théorie, entre les résultats immédiats qui peuvent être obtenus par la physiologie et la pathologie expérimentale, d'une part, et la chimie physiologique et pathologique, d'autre part. Cependant, comme on aurait pu le croire, ces relations avec diverses sciences n'ont pas exercé d'influence favorable sur l'étude du diabète sucré. Il arrive souvent, et j'insisterai sur ce seul point, qu'en voulant appliquer certains faits importants du domaine physiologique ou pathologique et acquis par l'expérimentation sur les animaux, on néglige l'étude de l'étiologie et de la clinique ou l'on s'engage dans une mauvaise voie : c'est ce qui est arrivé pour le diabète sucré.

Nous ne savons pas si le diabète sucré existait dans l'antiquité ; toutefois, nous ne devons pas conclure, parce que nous n'en trouvons pas de traces dans les écrits des anciens médecins, qu'il n'existait pas. Cette affection n'est mentionnée ni dans HIPPOCRATE ni dans les auteurs grecs et romains. Pourtant, en étudiant ces auteurs, il semble vraisemblable que CELSE (30 ans avant J.-C., et 50 ans après), et ARETÉE de Cappadoce, presque son contemporain (30 à 90 ans après J.-C.), ont observé des malades qui étaient atteints de diabète. Autant qu'il est possible de conclure, d'après les observations qu'ils nous ont laissées, ces médecins devaient confondre cette affection à laquelle le premier avait donné le nom de *diabète* (de διαβαίνω parce que l'eau ne restait pas dans le corps, mais le traversait) avec la polyurie qui existe dans d'autres maladies. Nous ne pouvons affirmer le fait avec certitude, parce qu'on ne trouve rien de précis sur les urines et sur le sucre, un des symptômes caractéristiques du diabète sucré qui leur était absolument inconnu. La connaissance de l'urine *sucrée* existe dans SUÇRUTA (II) qui vivait environ au VIIe siècle. A cette époque, on connaissait dans les Indes une maladie dans laquelle l'urine avait la couleur et le goût du miel. Cette maladie passait pour incurable, et pour l'atténuer on buvait une décoction de *cachou* et de *noix d'arec*. Si la description des maladies, au nombre desquelles on comptait l'urine mielleuse, et si leur parenté avec d'autres affections urinaires, ne concordent plus avec nos idées actuelles, il n'est pas moins indéniable que, dans les Indes, on avait reconnu cette maladie incurable, pendant laquelle les malades rendaient des urines sucrées.

Par le fait des étroites relations qui existent entre l'Angleterre et les Indes depuis des siècles, on peut se demander si la connaissance de la maladie aux urines mielleuses n'aurait pas pénétré des Indes en Angleterre. Je n'ai rien trouvé de précis à ce sujet. C'est après l'observation faite par un médecin anglais, Thomas WILLIS [1] (1622 à 1675),

[1] *Pharmaceutice rationalis sive diatriba de medicamentorum operationibus in corpore humano.* Pars secunda. Edit. postrema emendatior. Hagæ Comitis, 1677, sectio IV, cap. III, p. 206.

que l'urine *diabétique* est sucrée[1] comme si l'on y ajoutait du sucre ou du miel, que cette affection devint l'objet de nombreuses études. WILLIS n'avait pas reconnu la cause de ce goût sucré de l'urine, dû au *sucre;* c'est MATTHŒUS DOBSON[2], compatriote de WILLIS, qui établit ce fait cent ans plus tard (1774).

La découverte si importante de DOBSON n'eut pas d'influence immédiate sur la composition des régimes alimentaires chez les diabétiques : il se passa encore une génération avant que l'on commençât à attacher une réelle importance aux régimes dans le traitement du diabète sucré. On trouve dans WILLIS quelques préceptes sans importance qui ont été repris jusque dans ces derniers temps par quelques médecins. WILLIS s'appuyait sur des considérations de pathologie humorale, au sujet de la cause du diabète, et pensait qu'il était nécessaire, pour obtenir la guérison, de donner aux malades du riz, de l'amidon, des principes mucilagineux, des gommes et quelques résines. WILLIS alimentait un diabétique qu'il soignait, homme de bonne condition, en lui donnant presque exclusivement du lait tantôt pur tantôt dilué, avec du pain blanc

[1] *L. c.*, p. 218. *Urinam in diabete adeo dulcescere, eo quod salibus in sero combinatis particulæ quædam sulphureæ colliquatione solidarum partium delibatæ acorescunt.*

[2] M. DOBSON, *Experiments and observations on the urine in the diabetes. Medic. observat. and inquiries*, vol. V, p. 298. Londres, 1776.

ou de l'orge, et plusieurs fois par jour. Après ce régime d'inanition, le malade s'était trouvé amélioré et presque guéri au bout d'un mois, et l'urine n'avait plus le goût sucré ; mais, lorsque le malade reprit ses habitudes antérieures, une rechute se produisit (WILLIS, *l. c.*, p. 219 et 221).

Nous devons considérer comme un fait tout naturel, à l'époque où les symptômes les plus importants du diabète sucré étaient ignorés, de constater qu'il ne pouvait être question d'établir un traitement logique et *symptomatique* de cette affection. Les traitements que l'on a cherché à instituer ont été tantôt *diététique*, tantôt *thérapeutique*. Le premier est devenu même si important que nous lui consacrerons la plus grande partie des pages suivantes et que nous en parlerons tout d'abord. Le traitement thérapeutique s'est presque toujours montré infructueux, et l'on est arrivé à conclure qu'il ne pouvait être utilisé qu'à l'aide des régimes. Le traitement *diététique* du diabète sucré était au début exclusivement ou presque exclusivement diététique dans *le sens étroit* du mot ; on ne considérait que l'alimentation *seule :* elle pouvait rendre plus ou moins de services au malade, mais, pour ce mode de traitement, les opinions divergeaient, elles aussi. Le traitement diététique, dans *le sens le plus large,* celui qui comprend toutes les règles auxquelles le malade doit s'astreindre toute la vie, n'a été étudié que plus tard. On a compris dans les derniers temps que ce traitement complet devait entrer en ligne de compte, à côté de l'alimentation sur laquelle on discute encore aujourd'hui. DOBSON[1], en reconnaissant la présence du sucre dans les urines, n'a pas parlé du régime qui pouvait convenir aux diabétiques. Partant de ce point de vue que le *diabète est une affection générale avec une nutrition et une assimilation défectueuses*, il cherche les médicaments qui peuvent y remédier. Il a essayé de nombreux médicaments sans en obtenir de bons effets; il a eu recours à l'*écorce de quinquina*, aux *préparations opiacées*, il a cherché à obtenir de nombreuses *évacuations*. Ses observations étaient faites sur un homme âgé de trente-trois ans, traité à l'hôpital de LIVERPOOL et qui, après sept mois de traitement, avait été très amélioré; la quantité des urines des vingt-quatre heures était tombée de 14 litres à 7 litres.

Tel était le traitement du diabète sucré, lorsque, vers la fin du XVIIIe siècle, Jean ROLLO[2], chirurgien en chef de l'artillerie anglaise — encore un médecin anglais, — s'appuyant sur les recherches de DOBSON, chercha à faire entrer le traitement du diabète sucré dans une voie nou-

[1] DOBSON, *l. c.*, p. 301 et 306. Dans le texte (p. 301), on lit que Dobson, *à propos* des médicaments dont il parle, a varié souvent pour les causes ci-dessus énoncées ; cependant il attache une importance particulière à l'*opium*, puisque la teinture thébaïque est le seul médicament imprimé en caractères *gras*.

[2] J. ROLLO, *Sur l'urine mielleuse*. Traduit par J.-H. JUGLER, vol. I et II. STENDAL, 1801.

velle. Il tâcha d'obtenir, à l'aide d'un régime spécial, la diminution de la quantité de sucre dans les urines et. par suite, suivant sa pensée, une amélioration parallèle dans la maladie. Il concluait de ses recherches qu'il fallait s'abstenir de l'alimentation végétale dans le diabète sucré. Le chirurgien ABERNETHY [1], tout en avouant qu'il ne s'intéressait pas à la question du diabète, faisait cette remarque intéressante que le lait, les oranges et le sucre, augmentaient la quantité de sucre des urines des diabétiques. ROLLO considérait le diabète comme une maladie de l'*estomac*, avec activité exagérée et hypersécrétion anormale de cet organe, et il pensait que les aliments végétaux se trouvaient, par suite, transformés en sucre éliminé par les reins hors de l'organisme. Il prétendait connaître assez la nature de cette affection pour la combattre efficacement, pour modifier l'activité pathologique de l'estomac et la production du sucre ; il ne cachait pas toutefois que la croyance à un retour complet à la santé chez les diabétiques était souvent déçue [2]. Pour ROLLO, les *aliments du règne animal*, les *graisses animales*, le maintien du malade à la chambre, l'abstention de tout aliment végétal étaient les moyens les plus aptes à empêcher la production du sucre. Il pensait, de plus, que ce régime pouvait être rendu bien plus actif par l'emploi journalier des alcalins ou des subs-

[1] *Lettre à Rollo.* Voyez ROLLO, *l. c.*, II, p. 5.
[2] *L. c.*, I, p. 59.

tances calcaires comme les coquilles d'huîtres calcinées. Rollo enfin a insisté sur un fait particulièrement important et qu'il signale le *premier*, sur la *quantité* des aliments du règne animal : ils doivent être donnés à *petites doses* et seulement pour satisfaire l'estomac.

Il faut avouer que, dans la pratique, Rollo ne se montrait pas toujours conséquent avec les principes qu'il énonçait. C'est ainsi qu'il donnait à son *premier* malade (*l. c.*, p. 10) du pain et du lait aux repas du matin et du soir, et à son *second* malade des huitres et du cognac (*l. c.*, p. 60) : « C'était plus pour satisfaire le malade et ses parents que cela n'aurait dû être. » Il n'en est pas moins vrai que Rollo, le premier, a prescrit aux diabétiques l'alimentation purement animale composée de viande et de graisses. Rollo a rendu la pratique de son régime fort difficile, en recommandant de donner de la graisse rance et de la viande non fraîche et longtemps exposée à l'air. Il prescrivait en même temps différents médicaments dans le but de faciliter la digestion stomacale, et parmi ceux-ci le suc de pavots à doses croissantes. Chez un de ses malades, il faisait faire chaque matin des frictions avec de la graisse de porc, et il prescrivait de porter de la flanelle sur la peau.

Le régime de Rollo eut très rapidement des partisans, même hors de l'Angleterre. Dupuytren et Thénard [1]

[1] *Journal de médecine*, vol. XII, p. 83. Paris, 1806.

parlent des succès qu'ils ont obtenus en France avec la méthode de Rollo, et ils ajoutent que le régime purement animal (ils traitaient ainsi un cas de diabète et donnaient une grande quantité de soupe grasse, du lard, du vin, de l'*eau* et de plus des quantités plus ou moins grandes de pain) était aussi actif que l'écorce de quinquina dans les fièvres intermittentes. Ils voyaient que, sous l'influence de ce régime, l'urine se modifiait rapidement et finissait par ressembler à celle d'un homme sain ; mais, pour éviter une rechute, le malade devait continuer le régime animal, et il ne devait rien prendre de ce qui pouvait faire réapparaître le diabète sucré. Leur malade ne se conforma pas à cette règle ; quelques jours après la disparition du sucre des urines, il quitta l'hôpital, suivit fort peu de temps le régime prescrit, et redevint diabétique au bout d'un mois : une complication pulmonaire l'emporta quelques mois après.

La publication de Rollo avait été l'objet de la plus grande attention chez ses compatriotes ; les lettres qu'il publie dans la deuxième partie de son ouvrage, et qui proviennent d'hommes connus dans la science, contiennent quelques faits importants, à la suite desquels la modification de ce régime s'imposait. Hope, savant bien connu [1], a prescrit chez un diabétique un *régime purement animal*, c'est-à-

[1] Rollo, *l. c.*, II, p. 21.

dire composé presque exclusivement d'albumines sans aucun aliment végétal. Son régime avait été le suivant : *le matin*, deux ou trois œufs ; *à midi*, deux livres de viande bouillie et en tranches grillées ; *le soir*, œufs ou une demi-livre de fromage. Comme boisson, 8 livres de bouillon de bœuf, clair et peu concentré, et 2 livres d'eau aromatisée avec de la menthe. HOPE ne parle pas des *graisses*, tout en disant qu'il s'était conformé au régime de ROLLO. Un autre médecin, contemporain de ROLLO [1], traitait aussi un de ses parents, diabétique, à l'aide de ce régime et en conservant dans l'alimentation les graisses. Il obtenait de bons résultats, mais évitait de prendre de la graisse *rance* ou de la *viande voisine de la putréfaction*, dont la pensée seule donnait du dégoût à son malade. GÉRARD, de Liverpool, en appliquant le régime de ROLLO, se plaignait de ce que son malade ne pouvait pas, malgré l'amélioration qu'il obtenait du régime, le continuer dans toute sa rigueur, ni s'abstenir — et ce fait a été remarqué souvent [2] — complètement de *végétaux*. Pour GÉRARD, un des symptômes caractéristiques de la maladie est le *besoin irrésistible* des diabétiques pour les végétaux ; il pense qu'il n'est pas nécessaire de les en priver, du moins aussi longtemps. Notons que le malade de GÉRARD, outre le régime alimentaire, prenait des *bains tièdes*. Le régime de ROLLO a été soumis à l'expérience de

[1] ROLLO, *l. c.*, II, p. 51.
[2] ROLLO, *l. c.*, II, p. 91.

THOMAS CHRISTIE[1] dans l'île de Ceylan. Par suite de la fréquence du diabète dans cette île, CHRISTIE a pu appliquer la méthode de traitement à un bien plus grand nombre de malades que les autres médecins. Il s'adressa aussi à l'*hydrothérapie*, suivant les habitudes des indigènes. Les malades étaient beaucoup plus dociles et plus en état de continuer longtemps le régime animal que les malades européens, mais il n'était cependant pas toujours possible d'appliquer le régime dans toute sa rigueur. CHRISTIE pense que les résultats favorables qu'il a obtenus étaient dus en partie à la *température chaude* et *égale* de l'île Ceylan, et il se demande si l'on ne pourrait pas établir artificiellement ces mêmes conditions en Angleterre, pour les diabétiques comme pour les poitrinaires.

On voit aussi se produire de nombreuses objections contre le régime de ROLLO, c'est-à-dire contre le régime animal dans le diabète sucré. Parmi les adversaires du régime, se trouve au premier rang PELHAM WARREN[2]; il se basait sur les observations de deux malades diabétiques,

[1] THOMAS CHRISTIE, *Notes on diabetes mellitus, as it occurs on Ceylon. Edinb. med. and. surgic. Journal*, VII, p. 285, 1811.

[2] *Med. trans. publish. by the Coll. of phys. in London*, IV, p. 188, 1813. W. H. DICKINSON (*Diabetes*, p. 138. Londres, 1877) pense que Warren est le premier qui ait employé l'opium dans le diabète sucré. Nous trouvons ce remède déjà indiqué dans DOBSON, page 8. Ce sont les recherches de Warren, il est vrai, qui ont mis plus particulièrement l'opium en lumière, et cet auteur a cherché à comparer l'action de l'opium avec celle du régime animal. Voyez DICKINSON, p. 219 à 222.

mais il ajoutait — et c'est là un fait important — qu'il n'avait pas suivi les règles prescrites. WARREN pense que le régime animal a une importance secondaire; il joue le rôle d'adjuvant, et l'on observe les mêmes résultats avec le régime ordinaire et l'usage de fortes doses d'opium, ce qui fait diminuer la polyurie et le sucre. Ces observations, qui donnaient à l'opium une importance beaucoup plus grande qu'au régime, manquaient de précision et ne résistaient pas à la critique. Henry MARSH[1], à l'époque où tous les médecins reconnaissaient l'influence favorable du régime animal sur le diabète, arrivait à une autre conclusion : le régime avait peu d'influence sur les progrès de la maladie, il l'avait constaté chez les quelques malades qui s'étaient soumis à ce régime et qui avaient pu le continuer. MARSH n'attribue qu'une *action passagère* aux *fortes doses d'opium*, mais il laisse ce médicament au premier rang. La maladie, d'après lui, peut être arrêtée, mais elle reparaît dès qu'on cesse la médication, et la terminaison fatale ne peut être évitée; on a d'ailleurs bien rarement obtenu par l'opium une guérison durable. « On peut à peine croire, dit MARSH, au sujet du régime animal exclusif, comme celui-ci répugne vite aux diabétiques. Les malades sont si enclins à ne pas suivre les préceptes du médecin à cet égard qu'il ne faut pas trop croire à leur véracité s'ils prétendent

[1] *The Dublin Rep.*, III, p. 430.

s'être conformés au régime et même seulement pendant quatorze jours. Mon malade, continue MARSH, trompait les personnes qui étaient près de lui. et il mangeait en cachette des pelures de pommes de terre, et tous les végétaux qui pouvaient tomber entre ses mains. Le dégoût pour la viande est un symptôme si constant qu'il suffit à lui seul à empêcher l'application du régime animal, même si l'on avait la certitude de guérir ainsi le diabète sucré. » Pour MARSH les diabétiques doivent prendre des aliments en *petite quantité* et même pas assez pour satisfaire à la faim. Il énumère les viandes rôties, les bouillons, le pain, le riz bien cuit, les bouillies d'avoine. Il pense que le poisson est mauvais parce qu'il excite la soif et détermine la somnolence; les pommes de terre ne doivent pas être données aux diabétiques Pour calmer la soif, MARSH recommande l'emploi d'eau de chaux, chargée d'acide carbonique, de bouillons de bœuf ou de veau, de lait coupé avec de l'eau de chaux. Pour lui, le point essentiel du traitement consiste à exciter les fonctions de la peau à l'aide de l'hydrothérapie ([illegible] tièdes, bains de vapeur, bains de pieds fréquents et chauds, et certains médicaments, ipéca et opium). MARSH attribue l'effet favorable de l'opium à son action sur l'évaporation cutanée: les vomitifs et les préparations d'antimoine, qui agissent de même, lui semblent utiles. L'évaporation cutanée sera favorisée par l'application de flanelles chaudes sur la peau, par des *mouvements actifs*, et, si c'est possible, par le séjour du malade dans un climat chaud. Lorsque l'amélioration se produit, les bains froids sont un excellent moyen tonique, et ils excitent les fonctions de la peau.

En Allemagne, un grand nombre de cliniciens se sont prononcés contre le régime animal. HORN [1] avait traité un diabétique d'après les principes absolus de la méthode de ROLLO. Comme DUPUYTREN et THÉNARD l'avaient constaté, le sucre disparaissait rapidement de l'urine, mais, comme leur malade, celui de HORN mourut rapidement de pneumonie. WOLFF [2], de Varsovie, guérissait deux diabétiques sans employer le régime animal, mais en prescrivant une alimentation variée, contenant relativement beaucoup d'hydrates de carbone, et en suivant des préceptes analogues à ceux de MARSH. STOSCH, en parlant de ces faits dans son livre [3], dit que le régime animal est inutile dans le traitement du diabète, et qu'il faut épargner au malade un tel supplice : si cette méthode détermine une amélioration, elle n'est qu'apparente, et elle est due seulement à la suppression des aliments qui fournissaient des matériaux à la substance sucrée de l'urine. STOSCH a voulu baser la thérapeutique du diabète sur l'*étiologie* et varier le régime suivant la cause de l'af-

[1] Cité par STOSCH, *Essai de pathologie et de thérapeutique du diabète sucré*, page 172. Berlin, 1828.

[2] HORN's *Archiv für med. Erfahrung*, II, p. 494, juillet à décembre 1818.

[3] STOSCH, *l. c.*, p. 173.

fection ; il devait être tantôt excitant, tantôt non excitant, etc. Cette tentative a échoué complètement dans la pratique comme au point de vue scientifique. Les causes admises par STOSCH n'étaient pas fondées mais elles étaient purement hypothétiques. En tout cas, on voyait percer de plus en plus la tendance de ne plus donner dans le diabète sucré le régime exclusivement animal, mais un régime aussi utile et plus utile même, qui, d'après les observations précédentes, pouvait être supporté plus longtemps par les malades, auxquels on pouvait appliquer les préceptes de MARSH.

Nous pourrons donner ici les principales indications qui avaient été reconnues peu à peu. PROUT[1] est un des auteurs qu'il faut mentionner au premier rang. Il donnait aux malades, toutes les quatre à six heures, une quantité exactement déterminée d'aliments solides, et leur recommandait de s'abstenir, autant que possible, de liquides, du moins une à deux heures après le repas. Le malade prenait deux fois par jour du bœuf ou du mouton très simplement préparé, biftecks et côtelettes de mouton. Les autres aliments étaient également simples et consistaient en divers farineux, œufs, etc. Parmi les farineux, se trouvait le gruau sous forme de pain, à cause de sa facilité d'assimilation. PROUT est le premier chez lequel nous trouvons mentionné le *pain de son* qui a été amélioré plus tard par CAMPLIN. Il s'ex-

[1] PROUT, *Maladies de l'estomac et des organes urinaires*. Traduction de la 3e édition anglaise par KRUPP. Leipzig, 1843, p. 141.

prime ainsi : « Depuis quelques années, j'ai recommandé dans le diabète sucré de remplacer le pain par un mélange de son, d'œufs et de lait ; bien préparé, cet aliment n'est pas dépourvu d'un certain goût. » Les *substances grasses*, le *beurre* étaient autorisés en *grande quantité* pour les malades qui pouvaient les supporter. Pour lui, un des principaux avantages des substances grasses sur d'autres aliments était de déterminer une sensation de satiété et de calmer la soif. Prout recommandait de diminuer peu à peu la quantité des boissons, et il donnait la préférence aux boissons tièdes, pour éviter aux malades de trop boire. Il vantait l'eau distillée, mais prise en petite quantité « parce que l'on pouvait arriver à en trop prendre ». L'usage des bouillons, du lait, etc., était permis ; aux malades habitués aux boissons fermentées, il donnait du *Porter*. Il était très catégorique et ne prescrivait pas le régime exclusivement animal, mais autorisait une certaine quantité de farineux, et partageait à ce sujet l'opinion de Gérard et de Marsh, comme leur opinion sur le traitement médicamenteux.

Les médecins n'ont pas eu à se féliciter de l'emploi de certaines quantités de farineux, suivant la méthode de Prout. On a vu que les aliments végétaux contenant beaucoup d'amidon devaient être défendus dans la mesure du possible. On s'est efforcé alors d'habituer les malades à renoncer peu à peu à ces aliments, et on a cherché, par un régime atténué à remédier aux inconvénients qui se produisaient, de manière à faciliter le traitement du diabète. Le mérite d'avoir, non pas fondé ce régime, mais de l'avoir formulé dans ses détails — car bien des choses que nous trouverons ici se trouvaient déjà indiquées par les anciens auteurs — appartient à BOUCHARDAT [1] (III). Depuis 1842, cet auteur a publié une série de travaux, puis un volume sur le diabète sucré pour établir les règles à suivre dans le régime et l'alimentation des diabétiques.

BOUCHARDAT recommande, à propos de la quantité des aliments permis aux diabétiques, la *modération* et la *lenteur* dans la consommation, les liquides doivent être peu abondants, etc., ce que d'autres auteurs avaient déjà indiqué. BOUCHARDAT insiste sur l'importance des *causes morales* sur la marche du diabète sucré. Il recommande de diminuer progressivement la quantité des aliments qui contiennent de l'amidon et du sucre pour arriver peu à peu à leur suppression complète, et de faire faire aux malades des *mouvements actifs et passifs*, suivant l'état de leurs forces. Il conseille aussi les bains, etc. La *viande* et les autres substances azotées doivent être données en quantité *modérée*, en augmentant par contre la quantité des aliments herbacés et de la *graisse*. Parmi les graisses, il énumère au premier rang les graisses animales, le beurre, le lard, le saindoux, ainsi que les graisses végétales, comme l'huile

[1] A. BOUCHARDAT, *De la Glycosurie ou Diabète sucré, son traitement hygiénique*. Paris, 1875.

d'olive, etc. Les graisses ont pour but de remplacer presque complètement les aliments amylacés; il faut voir naturellement si les graisses sont assimilées et si elles ne sont pas rendues telles quelles, dans les matières fécales. Les graisses sont prises facilement avec les légumes verts. A côté des graisses, BOUCHARDAT pense que les *alcools* peuvent remplacer les amylacés. Plus tard, il s'est montré beaucoup plus réservé à propos de cette question des alcools et de leurs doses. Il loue ce moyen qui augmente les forces de la plupart des diabétiques, et leur donne un sentiment de bien-être. Pour remplacer le pain, BOUCHARDAT, le premier, conseille le *pain de gluten* à la place du pain de son. Sa constitution insuffisante a nécessité l'emploi d'autres moyens pour rendre aux malades cette suppression du pain moins pénible : c'est ainsi que PAVY recommande le pain aux amandes [1], semblable aux gâteaux secs aux amandes et aux œufs. PAVY prenait les amandes à cause de leurs propriétés oléagineuses; en fait, les amandes douces ne contiennent pas moins de 53,68 0/0 de matières grasses [2].

[1] F.-W. PAVY, *Recherches sur le Diabète sucré*, traduction all. par LANGENBECK. Göttingen, 1864, p. 145.

[2] A côté de 24,18 0/0 de substances azotées et 7,23 0/0 de substances extractives non azotées. Voyez KÖNIG : *Die menschlichen Nahrungs u. Genussmittel*, p. 402. Berlin, 1880. D'après l'analyse de BOULLAY, citée par PAVY, les amandes douces contiennent 54 0/0 d'huile, ce qui concorde avec notre chiffre.

PAVY (IV) accepte les règles de Bouchardat; il diminue seulement le nombre des aliments végétaux qui sont permis, et reconnaît comme inoffensifs les épinards, le cresson, la laitue verte, tout ce qui est feuille, « tout ce qui est devenu vert sous l'influence de la lumière ». Il prohibe les différentes sortes de choux (choux pommés, choux de Bruxelles, choux-fleurs, choux verts, brocolis, choux marins); il autorise le céleri et les radis seulement en petite quantité. En fait de boissons, PAVY permet le thé, le café, le cacao, le Sherry sec, les vins de Bordeaux, le Brandy, les spiritueux non sucrés, l'eau de Seltz, le Burton-ale amer en petite quantité, ainsi que le lait. PAVY se prononce contre la petite quantité des boissons déjà indiquée par les autres auteurs (MARSH, v. page 15). Il trouve les liquides utiles à la condition qu'ils ne contribuent pas à augmenter le sucre par le fait de leur composition : ils permettent plus facilement l'élimination du sucre, rendent le sang moins épais et plus semblable au sang normal. Dans sa conférence au 10e Congrès international de Berlin en 1890, PAVY considérait encore, comme *premier* devoir dans le traitement du diabète, de s'opposer par le régime à l'élimination du sucre parce que la puissance d'assimilation pour les hydrates de carbone se rétablissait ainsi, et il ajoute qu'il n'a jamais observé de symptômes fâcheux dans le diabète tant que l'urine était débarrassée du sucre. D'après PAVY, l'opium et ses principes, la codéine et la morphine, sont les remèdes qui contribuent le plus à la guérison, c'est-à-dire à rétablir les fonctions d'assimilation. Le régime qu'il recommande ne serait pas toutefois en état d'atteindre le but proposé; dans les cas légers, il pourrait suffire, mais les petites quantités d'alc seraient contre-indiquées. PAVY, dans ses publications, ne dit rien de plus sur les autres règles auxquelles les malades doivent s'astreindre. Il diffère donc de BOUCHARDAT non seulement au point de vue du régime, puisqu'il ne tient pas compte des *autres règles du régime*, pour parler dans le sens étendu du mot, et qu'il ne mentionne pas les *mouvements actifs et passifs*, mais aussi en ce qu'il semble n'attacher aucune importance aux *restrictions* et à la *modération* dans l'alimentation Il se contente seulement de faire remarquer qu'il faut user modérément de certains aliments qui pourraient contenir trop d'hydrates de carbone.

SEEGEN, de Carlsbad [1], passe également sous silence cette règle de la modération. Il permet l'usage modéré d'un grand nombre d'aliments défendus par PAVY, les choux-fleurs, les carottes, les navets. SEEGEN autorise le *pain* en très petite quantité et d'après l'avis du médecin, tandis que PAVY défend le pain de gruau et les autres pains. De même, les fruits, défendus par PAVY, sont autorisés en partie par SEEGEN et d'une manière modérée, telles les groseilles, les fraises, les framboises et les oranges (IV).

[1] J. SEEGEN, *Der Diabetes mell.*, 2e édition, p. 174. Berlin, 1875.

Dans ces dernières années, on a publié quelques autres préceptes ; ils ne présentent rien de nouveau, et l'on devait s'y attendre. A l'addition (V), je donne, comme un de ces exemples, le régime de W.-H. DICKINSON de Londres. Les auteurs attachaient toujours plus d'importance à la manière de vivre des diabétiques, et ils reconnaissaient que les *mouvements musculaires* de différente nature exerçaient une influence favorable sur la marche de la maladie. Mentionnons enfin une autre méthode basée sur une idée fausse et condamnable aussi bien en théorie qu'en pratique, celle du traitement du diabète par de grandes quantités de *sucre*. Nous avons vu plus haut (page 6) que WILLIS avait eu, en quelque sorte, une pratique analogue, et dans le second chapitre je reviendrai en quelques mots sur ce procédé de PIORRY et d'autres auteurs, heureusement peu suivi.

J'insisterai encore sur quelques règles d'alimentation et de régime qui n'offrent, il est vrai, rien de nouveau, mais qui ont acquis une grande importance pour la pratique. Je citerai d'abord JACCOUD[1] qui est complètement d'accord avec BOUCHARDAT et qui accepte son régime, mais *seulement* dans les cas où la *glycosurie est produite par l'alimentation amylacée;* dans les cas où le diabète sucré se présente comme une affection de *consomption*, c'est-à-dire lorsque le

[1] JACCOUD, *Leçons de clinique médicale*, 2e édition, page 829. Paris, 1866.

malade fabrique du sucre aux dépens des aliments azotés ou au détriment de son propre corps, les traitements *hygiénique* et *pharmaceutique* restent *infructueux*. JACCOUD pose comme premier principe, pour faire disparaître le sucre, de supprimer *au début* complètement les substances amylacées, et de continuer rigoureusement le régime pendant quelque temps, même lorsque le but est atteint, c'est-à-dire que la quantité de sucre des urines reste stationnaire ou a disparu. JACCOUD permet cependant, même lorsque le régime est suivi dans toute sa rigueur, outre la viande rôtie, les œufs, le bouillon, les légumes verts en petite quantité, le pain de gluten ou de son, sans amidon, ou le pain aux amandes de PAVY ; comme boissons, il conseille aux diabétiques du vieux vin de Bourgogne, coupé avec de l'eau de Vichy ou avec une macération d'écorce de quinquina. Il permet, comme PAVY, de petites quantités de Burton bitter ale. Plus tard, et quand les malades sont améliorés, JACCOUD les autorise à prendre quelques amylacés; il pense qu'à l'aide des exercices musculaires les malades assimilent ces derniers aliments. De même que BOUCHARDAT[1] l'avait dit en 1845 et plus tard, JACCOUD fait faire à ses malades, suivant leurs forces et leurs habitudes, différents exercices corporels, sous forme de gymnastique, ou, si cela n'est pas possible, il leur recommande les

[1] BOUCHARDAT, *l. c.*, p. 333.

longues marches jusqu'à la sudation ; on fait ensuite des frictions et du massage en évitant les causes de refroidissement. JACCOUD pense qu'il est possible par cette méthode de laisser les malades revenir au régime mixte, mais il est rare que la glycosurie ne réapparaisse pas, et presque toujours l'amélioration est passagère. On est étonné de ne *pas trouver* dans JACCOUD, comme dans TROUSSEAU [1], *mention des graisses* qui, depuis ROLLO, avaient joué un rôle fort important dans l'alimentation des diabétiques.

TROUSSEAU recommande très expressément de ne pas exagérer l'alimentation *azotée*. Tout en admettant que le principe de donner aux diabétiques une alimentation riche en azote répond aux données de la physiologie, TROUSSEAU dit que le régime azoté amène chez le malade une répugnance insurmontable, et que même sa santé en paraît souffrir. TROUSSEAU se contente de diminuer les amylacés le plus possible; il permet les légumes verts et les fruits, et remarque qu'à l'aide de cette alimentation les forces se maintiennent et, malgré la présence d'une assez grande quantité de sucre, la santé paraît à peine altérée. TROUSSEAU permet aussi de petites quantités de pain de gruau et de seigle ; il est partisan de l'*hydrothérapie*, et il vante les bienfaits des exercices musculaires : « Un diabétique peut, sans modifier quoi que ce soit à son régime, et s'il

[1] TROUSSEAU, *Clinique médicale*, traduct. allemande par CULMANN, vol. II, page 714. Würzbourg, 1868.

fait chaque jour des marches à pied, retrouver pendant un certain temps la santé perdue. »

Le lecteur voit comme l'on s'était éloigné du régime prescrit par Rollo, de l'alimentation par la viande et les graisses. On avait la conviction qu'il était impossible de guérir le diabète par cette méthode, et que les malades arrivaient vite à un dégoût insurmontable et à une horreur profonde du régime. Chambers [1], l'un des premiers qui a recommandé la méthode si connue plus tard sous le nom de « Cure de Banting [2] » contre l'obésité, fut partisan du régime purement animal avec exclusion des graisses; mais dans la pratique il procédait avec prudence: il reconnaissait les difficultés de la méthode, et l'impossibilité de l'appliquer dans sa rigueur. Chambers dit: « Le point essentiel du traitement est d'accoutumer *peu à peu* les malades à se nourrir presque exclusivement de viandes ou de substances albuminoïdes et gélatineuses (*gelatinous food*), ce qui n'offre pas de trop grandes difficultés. » Il rappelle que certains peuples s'alimentent ainsi, se développent et prospèrent. Certains diabétiques pourront donc obtenir les mêmes bénéfices de ce mode d'alimentation, et s'y accoutumer. Chambers (*l. c.*, p. 448) insiste en disant qu'on n'agirait pas sagement si l'on voulait obliger un malade qui souffre d'une affection chronique à suivre

[1] Chambers, *Lectures chiefly clinical*, p. 446. Londres, 1864.
[2] Voir Ebstein, *Fettleibigkeit*, 7e éd., p. 34. Wiesbaden, 1886.

un traitement insupportable. Pour le régime, il trouve des indications essentielles : il faut tenir compte de l'estomac, de l'appétit, du goût, tout en conseillant aux malades de borner autant que possible leur régime alimentaire aux grandes quantités de viande. Si l'on trouve bon que le malade prenne plus de choses, il vaut mieux autoriser quelques gâteaux secs, de la croûte de pain ou des légumes verts, que de trop le tyranniser.

Cantani[1], de Naples, a récemment voulu appliquer dans la pratique, avec une certaine rigueur, les règles de Rollo, et donner aux diabétiques, plus ou moins longtemps, suivant la gravité de la maladie, des viandes et des graisses ; plus tard il a semblé moins rigide[2]. En effet il cite l'exemple d'un de ses collègues de Naples, le Dr Primavera, qui appliquait son régime avec plus de rigueur que lui-même (*l. c.*, 1889, p. 277), et il dit que dans certains cas de diabète sucré, « neurogène, » si les malades ne réagissent pas avec le régime exclusif par les viandes et les graisses, il adopte volontiers un régime analogue à celui que j'ai proposé[3]. Au Congrès de Berlin, Cantani[4]

[1] A. Cantani, *Diabetes mellitus*. Traduction par le Dr Hahn, Berlin, 1880.

[2] A. Cantani, *Deutsche med. Woch.* 1889, nos 12-14.

[3] Ebstein, *Deutsches ärztl. Vereinsblatt*, mai 1883 et *Diabète, Théorie et pratique*. Wiesbaden, 1887.

[4] A. Cantani, *Verhandlungen des 10 intern. med. Congresses*, II. p. 96, Abth. V. Berlin, 1891.

s'est exprimé de même. Il explique les résultats favorables qu'il a obtenus par ce fait que le diabète sucré en ITALIE semble plus souvent produit par des vices d'alimentation et il comprend sous le nom de guérison une guérison relative, non absolue, et cela dans les cas où les quantités modérées d'hydrates de carbone sont bien tolérées, mais où leur usage immodéré déterminerait de vraies rechutes. CANTANI (*l. c.*, 1880, p. 370) voulait primitivement que le malade ne prît à tous ses repas que de la *viande* et de la *graisse*. La viande pouvait provenir de n'importe quel vertébré, et, sauf le foie autorisé dans les cas légers, il permettait les différents viscères des animaux, cervelle, reins, etc. Dans la préparation de ces aliments, il fallait s'abstenir des épices et de tous les hydrates de carbone (sucre, amidon). CANTANI défendait le beurre, trop riche en sucre de lait, mais permettait l'usage des autres graisses animales; il préférait les *graisses pancréatinisées* à cause de leur digestibilité plus grande. Des morceaux de pancréas frais, de veau, de mouton, de bœuf ou de chèvre étaient mêlés à une certaine quantité de saindoux, puis soumis, pendant trois heures et plus, à une disgestion artificielle, ils étaient ensuite légèrement rôtis au feu. Les graisses végétales (huile d'olive pure) étaient permises dans quelques cas légers; il donnait de l'*huile de foie de morue* pure et non sucrée. CANTANI suivait le précepte de ROLLO de diminuer la quantité des aliments, et il prescrivait quelques jeûnes.

Le sel était permis seulement en petite quantité, de même que les aliments salés (poissons salés, viandes salées). Pour remplacer le vinaigre et le jus de citron, qui ne contiennent que des traces de sucre, Cantani ordonnait de l'acide acétique ou citrique dilué. Comme boissons il faisait prendre de l'eau pure, ou de l'eau chargée d'acide carbonique et de l'eau de Seltz. Aux malades habitués à boire du vin, il prescrivait 10 à 30 grammes d'alcool rectifié, dans de l'eau pure ou aromatisée. Dans les cas légers, où il n'était pas nécessaire d'appliquer un régime si rigoureux, Cantani permettait les mollusques malgré leurs grandes proportions de sucre. Les malades dont la digestion se faisait mal prenaient du vieux vin rouge, âpre, du Bordeaux, un peu de café ou de thé; tous les autres aliments étaient interdits.

Dans le régime qu'il prescrivit plus tard (*l. c.*, 1889, n° 14, p. 277), Cantani introduisit quelques modifications individuelles, et il ne défendit plus le beurre. Il permet à ses malades l'usage du café noir, du thé noir, ne défend plus les mollusques, les crustacés, et ce qu'on appelle les *frutti di mare*, dénomination sous laquelle on comprend tout ce qui est cueilli dans la mer, coquillages, moules, etc. Les huîtres et les autres mollusques contiennent pourtant une grande quantité de glycogène; comme Tollens[1] l'a montré

[1] B. Tollens, *Handbuch der Kohlenhydrate*, p. 193. Breslau, 1888.

à propos de la bucarde coque (*cardium edule*), qui est très commune dans les mers d'Europe, la substance sèche ne contient pas moins de 14 0/0 de glycogène. Dans sa nouvelle méthode, CANTANI insiste pour faire suivre pendant trois mois, au moins, le régime purement animal, avec n'importe quelle viande et n'importe quelle préparation, sous la condition expresse de s'abstenir des aliments défendus. Tous les hydrates de carbone, à l'exception de ceux qui viennent d'être mentionnés, sont défendus pendant cette période, de même que les aliments herbacés. Les malades reviennent ensuite progressivement au régime mixte, et chez la plupart d'entre eux, quand le sucre ne persiste pas trop longtemps dans les urines et que la forme de diabète est légère, il autorise, le quatrième mois, les légumes verts, les noix, les noisettes, les amandes [1], les olives; le cinquième mois, du fromage vieux, des plats frais au lait et du lait; le sixième mois, du vieux vin et les fruits qui ne sont pas trop sucrés. A partir du septième mois, les malades mangent quelques pâtisseries, mais toujours en petite quantité, et cela pour le restant de la vie; jamais le sucre de canne ou les fruits trop sucrés ou contenant du sucre de canne, comme les figues et les dattes, n'étaient permis.

[1] Les amandes douces contiennent de 3 à 5 0/0 de sucre de raisin (KÖNIG); elles contiennent aussi, comme les noix, du sucre de canne. TOLLENS, *l. c.*, p. 105.

CANTANI a remarqué que ce régime, employé par lui d'une *manière générale*, est longtemps et bien supporté par la plupart des diabétiques ; il ajoute qu'il en a obtenu les meilleurs résultats et même quelques guérisons complètes. Malgré le retour progressif au régime habituel, il n'observe pas chez la plupart des malades de rechutes, lorsque ces derniers s'abstiennent, autant que possible, de plats farineux, et complètement de plats sucrés. CANTANI n'a pas vu ce régime déterminer de l'acétonémie, ou favoriser l'apparition du coma diabétique ; la facilité de son application, sur laquelle CANTANI insiste, ne semble pas ressortir des observations faites antérieurement. Cette contradiction ne peut être expliquée que par ce fait : CANTANI, en Italie, et surtout à Naples où il exerce, avait à sa disposition un grand nombre de poissons de mer, de crustacés et de mollusques ; l'usage abondant de ces comestibles pouvait augmenter beaucoup la quantité des hydrates de carbone ; et, en utilisant cette faune de la mer pour l'alimentation des diabétiques, il était facile de varier la liste des plats. Ces *frutti di mare* interviennent dans les régimes qu'on peut appliquer le long des côtes ; mais dans le Continent, du moins pour les malades peu fortunés, on ne peut s'adresser qu'aux seules viandes ordinaires. CANTANI, en parlant de la facilité d'application de son régime, s'appuie sur l'opinion [1] du pro-

[1] *Verh. des V. congresses für innere Med.*, p. 184. Wiesbaden, 1886.

fesseur NAUNYN [1], qui ne lui est pourtant pas si favorable, puisqu'il dit que le régime de Cantani consistera, pour beaucoup de malades, à les enfermer et à les tenir sous une surveillance rigoureuse.

La méthode de CANTANI est presque exclusivement diététique. Dans son traité sur le diabète, CANTANI se montre très réservé au sujet des mouvements musculaires, parmi lesquels il cite seulement les mouvements actifs (*l. c.*, 1880, p. 389) ; dans une autre publication (*l. c.*, 1889), il ne les mentionne pas davantage. Il ne semble donc pas attacher une importance particulière à ces exercices musculaires. Dans son dernier travail, il se place à un point de vue particulier et rejette l'usage des médicaments qui font empirer le diabète ; les *alcalins* seuls, d'après lui, peuvent aider au traitement diététique. Il dit aussi (*l. c.*, p. 379) que l'*acide lactique* n'est pas un moyen nécessaire, mais sûrement utile dans tous les cas graves et prolongés, et il le prescrivait autrefois à ses malades en assez grande quantité, dans le but d'épargner la graisse et l'albumine. Récemment CANTANI s'est montré plus réservé ; il dit (*l. c.*, 1889, n° 14, p. 278) qu'il ne prescrit l'acide lactique, ainsi que l'acide chlorhydrique, que dans certains cas et dans le but de stimuler la digestion ; il ajoute que dans le diabète les acides sont plutôt nuisibles.

[1] B. NAUNYN, *Die diätetische Behandlung der Diabetes mellitus dans Richard Volkmann's Sammlung*, n° 349, 350 (*Innere Med.*, n° 116).

Cet aperçu chronologique sur les *régimes* dans le diabète sucré a eu pour but de faire ressortir les faits principaux en remontant à leur origine ; il trouvera sa justification dans les paroles suivantes de C.-A. Wunderlich [1] : « Il est nécessaire de jeter un coup d'œil sur le passé chaque fois que nous considérons le présent. Le médecin ne peut pas se rendre compte de l'importance, ni saisir le fond d'une question scientifique et pratique, s'il ne base pas tout d'abord son étude sur les origines. Les incertitudes du début ont pour résultat l'état actuel de notre art et de notre science. »

[1] C.-A. Wunderlich, *Geschichte der Medicin*, p. 1. Stuttgart, 1859.

CHAPITRE II

CRITIQUE DES RÉGIMES APPLIQUÉS AU TRAITEMENT DU DIABÈTE SUCRÉ D'APRÈS MON EXPÉRIENCE PERSONNELLE

Il ne faut pas instituer un régime d'une manière théorique. Importance de l'alimentation chez les individus prédisposés au diabète. Le traitement doit être appliqué dès le début de la maladie. Difficultés de ce traitement pour les diabétiques pauvres. Influence de l'âge, de la goutte, tares psychopathiques (p. 35 à 39). La diminution des aliments contenant des hydrates de carbone doit être proportionnée à la gravité de la maladie. Chez les malades menacés de coma diabétique, l'institution brusque du régime albumineux est périlleuse. Causes de ce danger. Règles pratiques (p. 40 à 47). Le régime dans les cas légers. Faut-il conseiller l'usage exclusif de la viande ou celui des viandes et des graisses ? Difficultés d'appliquer un régime purement animal; indications précises du régime albumineux chez les diabétiques. Les œufs et le fromage dans l'alimentation des diabétiques. Les albumines végétales peuvent remplacer l'albumine animale (p. 47 à 61). Le besoin de carbone chez les diabétiques. Les graisses, les légumes, les substances gélatineuses (p. 61 à 71). Les succédanés du pain dans l'alimentation des diabétiques (p. 72 à 76). Les hydrates de carbone assimilés par eux (p. 76 à 81). Le pain de gluten. Le pain d'aleurone (p. 81 à 87). Les boissons. Les diabétiques ne doivent ni avoir soif, ni avoir faim. Le thé, le café, le

cacao, les alcools (p. 88 à 92). Substitution des différents hydrates de carbone. Les épices. Les aliments contenant de l'acide oxalique (p. 93 à 94). Les autres règles à suivre dans le diabète. Des soins de la peau. Hydrothérapie; vêtements; changement d'air et d'occupations; les mouvements actifs, la gymnastique suédoise, autres exercices musculaires, actifs et passifs (p. 94 à 100). Traitement moral (p. 100 à 102). Les voyages. Stations balnéaires et climatériques. Le climat des Alpes (l'Engadine) (p. 102 à 107.

Dans notre première partie, nous nous sommes efforcés de montrer, d'après l'ordre chronologique, les efforts qui avaient été tentés pour la guérison et l'amélioration du diabète sucré.

Si l'on essaie ces différents traitements des auteurs, dont les opinions sont souvent divergentes, on arrive vite à reconnaître l'insuffisance du traitement médicamenteux, comme on l'avait vu du reste anciennement déjà, et l'importance d'une *alimentation* appropriée et d'une *vie réglée* chez les diabétiques. En examinant les premiers régimes du diabète, le régime animal, nous voyons qu'on a reconnu rapidement le rôle considérable joué par l'alimentation, et on a mis au premier rang le régime alimentaire, puis à côté de lui le régime *entier* dans le sens étendu du mot. Certaines causes obligèrent à remédier aux inconvénients de ces méthodes et à modifier, suivant les besoins du malade, le régime purement animal. Presque tous les auteurs ont admis que ce régime, tout en étant favorable dans les différents cas, et à toutes les périodes de la maladie, ne pouvait cependant pas être supporté longtemps par les diabétiques. Il faut avouer aussi que la plupart des recommandations qui ont été faites aux diabétiques au sujet de l'alimentation ou qui ont été posées comme règles, ne datent pas des temps récents; mais on reconnaîtra en même temps que l'emploi des albumines *végétales* ainsi que les nombreux avantages qui en résultent, n'a été possible qu'avec la découverte des préparations de gluten. Des progrès également fort importants dans le mode d'application du régime sont dus à nos connaissances plus exactes de la nutrition en général : les règles du régime sont devenues meilleures et plus appropriées au but. Un des préceptes de ROLLO inapplicable et ne répondant pas à nos données sur la nutrition, l'emploi de la graisse rance et de la viande arrivée à la putréfaction, a été vite abandonné et pour ainsi dire à l'époque même de ROLLO. Que devait-on faire pour les diabétiques? Malgré de nombreux travaux, consciencieux et fructueux, le meilleur régime pour les diabétiques reste un objet de discussion dans la science médicale.

L'importance de l'*alimentation* des diabétiques sur la marche de la maladie, qu'elle influence en bien ou en mal, est de premier ordre; en exposant la manière de voir qui m'est propre, et mon expérience personnelle sur le traitement du diabète sucré, je commencerai par examiner comment on doit instituer le *régime*. On verra que sous ce rapport des règles générales ou théoriques ne peuvent pas être établies, on ne peut pas procéder par *a priori*, pas plus d'ailleurs que dans d'autres méthodes thérapeutiques. Plus les régimes seront appliqués dès le début de l'affection, plus ils seront favorables aux malades ; mais il est vrai de dire aussi qu'il est fort rare d'instituer le traitement aussitôt qu'il serait désirable, dans l'intérêt du malade. Je me permettrai d'attirer l'attention sur le fait qu'il faut toujours examiner avec soin la nutrition de l'individu prédisposé par hérédité au diabète sucré ou aux maladies ayant un certain rapport avec cette dernière affection ; ce seront là nos premières investigations, avant même que les symptômes de diabète se soient produits. Ce serait un fait de la plus grande importance de soumettre de suite le malade au régime approprié et dès le début de la maladie. Ce désir est malheureusement peu réalisable : les diabétiques n'arrivent pas chez le médecin au début de leur affection, et ils l'ont ignorée plus ou moins longtemps. L'exagération pathologique de la faim et de la soif, les progrès de l'amaigrissement obligent le malade à s'adresser au médecin. On reconnaît alors la cause de ces symptômes, le diabète sucré, qui existait déjà depuis longtemps. Les symptômes du début sont rarement aigus. L'affection se développe souvent d'une façon insidieuse, le malade ne prête aucune attention à certaines irrégularités dans l'état de sa santé, d'autant plus qu'il est moins soumis à l'observation du médecin ; ce dernier aura moins de chances plus tard d'intervenir d'une manière efficace. Le diabétique riche, qui est souvent visité par son médecin, est plus susceptible d'être traité au début de l'affection que le malade pauvre.

On distingue, comme on le sait, et cette distinction n'est pas sans importance au point de vue pratique, le diabète sucré des personnes *obèses* et celui des personnes *maigres*. Presque tous les diabétiques des classes pauvres que j'ai observés étaient maigres. Ceci s'explique par le fait qu'ils sont soumis plus tardivement que les riches au traitement qui retarde en tout cas l'état d'inanition; les malades pauvres, de plus, n'ont pas eu les moyens de se nourrir convenablement. Ajoutons cependant que le diabète sucré se développe assez fréquemment aussi chez des riches qui n'étaient pas toujours dans de bonnes conditions de nutrition, ni obèses. Chez les individus maigres, le diabète sucré doit être considéré comme plus grave. En général, et toutes conditions égales, le diabète sera supporté d'autant mieux que le malade sera dans un état de nutrition plus favorable, qu'il sera soumis plus tôt au traitement médical, et qu'il vivra dans des conditions meilleures. Il ne serait pas juste, cependant, de dire qu'il n'y ait pas de diabétiques pauvres qui n'aient trouvé à temps un traitement approprié, et dont l'état de nutrition défectueux n'ait pu être complètement amélioré (dans ces cas, j'ai remarqué que ces malades avaient besoin de plus de graisses), mais ces malades paraissent plus menacés que les diabétiques obèses et bien nourris, dont les forces musculaires sont conservées, et qui n'ont pas d'affections organiques graves. D'autres conditions interviennent également, je veux parler de l'*âge* auquel se produit la maladie.

Sous ce rapport, il existe certains faits importants. En général, les malades atteints à un *âge avancé* de la vie, ceux qui avaient une *prédisposition à la goutte* ou de la *goutte articulaire primitive*, supportent mieux et plus longtemps le diabète sucré que les personnes chez lesquelles le diabète se sera produit sans cause connue, pendant la jeunesse, aidé par une nutrition défavorable ou des tares psychopathiques, ou peut être bien favorisé par ces deux causes. Ce serait hors des limites assignés à ce livre que de vouloir examiner ces conditions individuelles, si importantes, et dont l'expérience nous montre l'importance sur la marche et le pronostic du diabète sucré. Il faut cependant remarquer ces faits : ils entreront en ligne de compte pour instituer les régimes alimentaires et les règles de conduite chez les diabétiques. J'aurai d'ailleurs l'occasion de revenir sur ce sujet.

Dans la pratique médicale, on prend habituellement comme bases d'appréciation pour la gravité du diabète : 1° la quantité plus ou moins grande de sucre éliminé par les urines ; 2° la diminution plus ou moins rapide du sucre à la suite des régimes alimentaires. Si ce dernier fait se produit, il me semble cependant, toutes conditions égales d'ailleurs, que la quantité de sucre éliminé est d'une importance bien moindre pour le pronostic que ne l'est l'impossibilité d'arriver à la suppression totale du sucre dans les urines, dans un court espace de temps, et à l'aide des régimes appropriés, c'est-à-dire en supprimant les hydrates de carbone. S'il n'est pas nécessaire de rendre la suppression des hydrates de carbone absolue, le pronostic doit paraître beaucoup plus favorable, si toutefois d'autres symptômes, dont nous parlerons plus loin, ne se produisent pas.

Dans quelle mesure faut-il intervenir dans le diabète, c'est-à-dire défendre ou limiter l'usage des hydrates de carbone ? Tout d'abord les diabétiques ne devront pas être mis à la même mesure ; ici, comme partout ailleurs, il faut individualiser, si l'on veut traiter les malades avec succès. Certaines règles générales données par la science et l'expérience montrent que les aliments amylacés sont contre-indiqués dans le diabète ; elles devront toujours être suivies. Procéder par *a priori* serait nuisible, surtout si l'on voulait se borner à obtenir la diminution du sucre des urines. Individualiser dans ce traitement par les régimes est chose plus aisée qu'autrefois. Nous avons certaines règles d'après lesquelles chacun peut conformer sa ligne de conduite, et c'est là un bien qui doit être commun à tous les médecins. Je ne veux pas dire que ces règles soient toujours précises, mais ce que nous savons est très précieux pour la pratique médicale. Cette connaissance est due en partie à l'expérience et à la pratique, et surtout à l'étude plus approfondie des troubles si complexes de la nutrition générale dans le diabète sucré. Quelques exemples le démontreront clairement.

En 1881[1], j'ai relaté une observation qui devait attirer l'attention des médecins. Il s'agissait d'un cas de diabète grave, chez un homme amaigri, âgé de cinquante-neuf ans, et qui présentait certaines particularités remarquables : 1° Le coma diabétique s'était produit au moment où l'on instituait le régime de la viande. Le régime, à la Clinique de GÖTTINGEN, était institué ainsi qu'il suit : le malade prenait le matin du café sans lait ; au déjeuner, du bouillon, deux œufs ou une saucisse ; à midi, du bouillon, du rôti, des légumes verts ; le soir, du bouillon et de la viande froide, c'est-à-dire une nourriture consistant presque exclusivement en substances albuminoïdes animales. 2° Chez ce malade le coma disparut heureusement et rapidement. Lorsqu'on le remit à son ancien régime mixte, tous les symptômes diabétiques, qui s'étaient modifiés en partie sous l'influence du régime, reparurent. 3° La présence

[1] EBSTEIN, *Ueber Drüsenepithelnekrosen b. Diabetes mell. mit bes. Berücksicht. des diab. Coma. Deutsches Arch. f. klin. Medecin*, 1881, XXVIII, p. 191.

d'acide acétique, constatée dans les urines par le perchlorure de fer et, cela au début du coma diabétique, disparut en même temps que les phénomènes comateux. Le malade revint à l'état antérieur, et quitta la clinique.

On avait déjà observé la réaction du perchlorure de fer sur l'acide acétique au moment du coma diabétique (R. v. Jaksch[1]). L'importance de la modification du régime, dans ce cas, a été, je crois, montrée pour la première fois par moi, autant que j'ai pu m'en convaincre par la bibliographie. D'autres observations m'ont appris qu'il ne s'agissait pas d'un hasard ni d'un fait rare ; c'était là, au contraire, une observation d'un très grand intérêt pratique. Dans un deuxième travail, publié en 1882, sur le diabète sucré, j'ai beaucoup insisté sur le fait qu'il fallait dans la pratique, et surtout au point de vue du pronostic, être très prudent en prescrivant le régime, et se baser sur la présence ou l'augmentation de l'acide acétique dans les urines des diabétiques. Dans ce travail, je dis que, si les symptômes du diabète se modifient favorablement chez la plupart des malades sous l'influence du régime, il faut craindre, par la suppression brusque de tous les amylacés, que les malades ne succombent à une attaque de coma. C'est pour moi une règle, 1° chez les diabétiques, dont l'urine prend une coloration rouge intense par l'addi-

[1] R. v. Jaksch, *Un cas de coma diabétique. Prager med. Woch.*, 1880, n° 9.

tion du perchlorure de fer, c'est-à-dire contient une grande quantité d'acide acétique, de ne jamais supprimer brusquement les amylacés, mais de le faire peu à peu et avec une grande prudence; 2° lorsque cette réaction, due à l'acide acétique, se montre en grande intensité chez mes malades, soumis au traitement, de renoncer à ce régime et de leur rendre une certaine quantité d'amylacés [1]. Je faisais remarquer encore que cette manière d'agir, si prudente, était non seulement justifiée, mais que c'était un devoir pour le médecin, et cela malgré les cas assez nombreux où la suppression brusque du régime mixte, remplacé par le régime antidiabétique, semblait non seulement ne pas avoir de conséquences fâcheuses, mais donner même des résultats favorables. Sans aucun doute, l'influence du régime sur la production ou l'augmentation de l'acide acétique n'est pas toujours la même. FLEISCHER [2] dit que, chez un malade qu'il soumettait au régime exclusif de la viande, la réaction du perchlorure de fer avait disparu complètement des urines, tandis que chez un autre malade cette réaction ne s'était pas produite pendant quelques jours, malgré le changement de régime.

L'importance pratique des faits que j'ai observés ressort aussi de la lecture d'une publication parue en même temps

[1] EBSTEIN, *Diabète sucré, etc. Deustches Arch. f. klin. Med.*, 1882, XXX, p. 28.

[2] *Deutsche med. Woch.*, 1879, V, p. 220 (n° 18).

que mon second travail, et dans laquelle JAENICKE[1] rapporte les observations prises à la Clinique de BIERMER à Breslau ; il considère le régime exclusif de la viande comme la cause de la production de l'acide acétique dans les urines des diabétiques (*l. c.*, p. 135), et il conclut qu'il faut être très prudent en instituant le régime de la viande, surtout lorsqu'il existe une grande différence avec l'alimentation antérieure. Le régime par la viande, dit-il, peut produire facilement cette formation de l'acide acétique, et donner lieu à des troubles nerveux graves. Les observations de JAENICKE ont été confirmées par trois autres observations faites dans cette même Clinique de BIERMER par ROSENFELD[2].

Plus tard, j'ai constaté que le coma pouvait se produire chez les diabétiques gravement atteints, non seulement à la suite du régime par la viande, absolu ou presque absolu, mais aussi par le fait d'une alimentation exagérée, lorsque l'on cherche à nourrir le malade avec une quantité de viande *relativement* trop grande (c'est-à-dire si on la compare à la nourriture antérieure), et avec une plus grande abondance de graisses. J'ai eu souvent l'occasion de faire ces remarques chez des diabétiques amaigris et épuisés, comme on les observe presque exclusivement à notre Clinique.

[1] A. JAENICKE, *Beiträge zur sogenannten Acetonaemie bei Diabetes. Deutsches Arch. für klin. Med.*, 1882, XXX, p. 108.

[2] ROSENFELD, *Sur la production de l'acétone. Deutsche med. Woch.*, 1885, n° 40.

Dans les conditions où ces malades pauvres se trouvaient, ils s'étaient toujours contentés d'aliments peu riches en albumine, de végétaux, de pain et de pommes de terre. Aussi ne peuvent-ils pas supporter la transition trop brusque du régime de la Clinique et la quantité de substances albuminoïdes exagérée ou trop grande pour leurs besoins. Avec ce régime relativement trop riche pour eux, on voit l'élimination du sucre par les urines diminuer ainsi que d'autres symptômes: la faim, la soif, la polyurie s'atténuent, mais l'état général et la nutrition du malade ne s'améliorent pas, le sentiment du bien-être ne se produit pas. Les urines contiennent beaucoup plus d'urée que l'augmentation de la quantité de viande n'aurait pu le faire supposer.

Dans ces conditions, s'il se produit une certaine quantité d'acide acétique dans les urines, comme cela se voit souvent, rapidement, ou une augmentation très grande de l'acide acétique qui existait déjà, il faut prévoir le coma diabétique. Si de tels symptômes se produisent, on réussira souvent à conjurer le danger qui menace la vie, en faisant prendre aux malades beaucoup de boissons et un régime contenant peu d'albumine; les symptômes antérieurs du diabète, qui avaient diminué sous l'influence des albumines, reparaissent alors plus ou moins vite. Dans beaucoup de cas, et malgré tous les efforts du médecin, le coma amène la mort, et, il faut l'avouer, ces cas sont les plus nombreux. J'ai observé à la Clinique, dans le courant de l'année, et cela mérite d'être rapporté, un certain nombre de diabétiques : chez quelques-uns, le coma qui menaçait a été prévenu par les mesures du régime alimentaire décrites ci-dessus, et la terminaison fatale évitée. Chez quelques diabétiques dont les urines ont une odeur vineuse, ou l'haleine un arome particulier rappelant les fruits ou les pommes, odeurs dues à l'*acétone*, on devra instituer le régime avec la même prudence que chez les malades qui présentent la réaction de l'acétone dans les urines, par le perchlorure de fer ou la méthode de LEGAL. Cet examen des urines est facile à faire dans la pratique médicale. Outre le sucre et l'albumine, il faut toujours rechercher l'acétone et l'acide acétique, non seulement avant le régime, mais aussi après, pour contrôler les résultats. Il pourrait toutefois en être autrement : l'acide acétique et l'acétone peuvent ne pas exister dans les urines, mais être remplacés, ce qui est exceptionnel, par l'acide primitif qui concourt à la formation de l'acide acétique et de l'acétone, et que l'on considère comme la seule cause du coma diabétique. Cet acide primitif, l'acide oxybutyrique (acide β-hydro-oxybutyrique), se dédouble, dans les réactions chimiques, en acide crotonique et en acide acétique qui produit rapidement l'acétone [1]. Tout en ne me plaçant pas

[1] Voyez STADELMANN, *Études chimiques et expérimentales sur le coma diabétique. Deutsche med. Woch.*, 1889, n° 46. On y trouvera les indications bibliographiques.

à un point de vue aussi exclusif à propos de la pathogénie du coma diabétique, et en admettant aujourd'hui comme autrefois (*l. c.*) que ce coma peut être produit par différentes causes, il n'en est pas moins vrai que cette découverte a enrichi d'une manière considérable, même pour la pratique, nos connaissances médicales. Le diagnostic toutefois est plus difficile s'il faut recourir à certaines manipulations de laboratoire pour démontrer directement ou indirectement la présence de l'acide oxybutyrique dans les urines. Aussi le praticien devra-t-il être d'autant plus prévoyant chez les diabétiques dont la nutrition est mauvaise et qui perdent de leur poids, malgré la grande quantité d'aliments absorbés ; chez ces malades il se produit une destruction plus ou moins abondante d'albumine lorsque l'on donne brusquement le régime exclusif de la viande, ou une autre alimentation très riche en substances albuminoïdes, et cela même dans le cas où l'acide acétique et l'acétone n'existaient pas dans les urines.

On doit donc procéder par tâtonnements pour modifier le régime, et éviter la production du coma diabétique, puisque la grande quantité d'aliments albuminoïdes augmente chez le diabétique la destruction de l'albumine. Le diabétique, — du moins l'opinion contraire serait inadmissible — se montre aussi sensible, et probablement même plus sensible à cet égard que les autres hommes. Les aliments qui compensent exactement les pertes des substances azotées et non azotées peuvent être appelés aliments de conservation; nous savons, d'après les recherches de VOIT, qu'une diminution importante dans la quantité des aliments non azotés, même si l'on augmente les albumines dans cette alimentation de conservation, détermine une perte d'albumine, à côté de celle de la graisse en partie déjà presque complètement disparue chez de tels diabétiques. Par suite chez ces diabétiques, quand ce mode d'alimentation n'aura pas pour résultat le coma, il provoquera un état d'inanition plus rapide que chez les personnes obèses qui auront été soumises au traitement de BANTING, et qui ont une résistance plus grande. Le traitement de BANTING[1] est un régime favorable contre l'obésité; sous l'influence d'un mode analogue de nutrition, on peut voir aussi le sucre disparaitre des urines: dans ces deux cas, le résultat peut être l'inanition, c'est-à-dire la pire des choses qui puissent arriver à un diabétique. Il faut aussi se rappeler que les albumines, en se décomposant, peuvent former du glycogène ou du sucre, qui ne se distingue en aucune façon de celui des hydrates de carbone, et l'expérience montre que du sucre peut être éliminé en quantité minime, il est vrai, avec une nourriture exclusivement azotée, et malgré la suppression de tous les hydrates de carbone.

Jusqu'où doit-on aller dans la diminution des aliments non

[1] EBSTEIN, *Fettleibigkeit*, 7e édit., p. 36 et 38. Wiesbaden, 1886.

azotés pour préserver les malades du coma et de l'inanition? Chez les malades obèses, qui ont conservé leurs forces musculaires et dont le diabète est léger, on peut tenter cette diminution temporaire et rigoureuse, et même la suppression complète des aliments non azotés; en effet ces malades n'ont pas souffert dans leur résistance, et leur graisse leur fournit une certaine réserve alimentaire. Ici, comme dans tous les autres cas, le sucre disparait très rapidement et sûrement. Pourtant, je n'adopte pas cette méthode, même dans les formes en apparence les plus légères; il faut être très prudent, et savoir interrompre, à temps, le régime exclusif de la viande, avant l'inanition ou la production d'autres symptômes fâcheux, parmi lesquels je compte les albuminuries. Certains auteurs ont nié que l'albuminurie fût favorisée par le régime absolu de la viande, dans le diabète sucré. Je pense, contrairement à leur opinion, et par analogie avec les albuminuries produites pendant la cure de BANTING, que ce fait est très compréhensible. Chez les diabétiques légèrement atteints, un régime exclusif n'est pas nécessaire. Les diabétiques bien nourris perdent, rapidement aussi, leur sucre avec le régime que je leur ordonne. Si cette disparition du sucre est plus rapide dans le régime exclusif de la viande, dans mon régime les malades ne sont pas exposés aux autres inconvénients, et il est possible d'accélérer la disparition du sucre par des exercices musculaires et une certaine médication, l'*eau de Carlsbad* ou le *salicylate de soude*.

L'application d'un régime exclusivement composé de viande, en dehors des inconvénients sur lesquels nous avons insisté, présente de grandes difficultés pratiques. Presque toujours il ne peut être suivi que pendant quelques semaines ; il faut enfermer les malades, les surveiller rigoureusement, et on ne peut, malgré ces mesures, arriver à la certitude qu'il n'y aura pas eu d'irrégularité ou de tromperie. On ne peut obtenir de certitude même dans les hôpitaux, et j'ai fait sous ce rapport plus d'une expérience même chez des malades dont je ne pouvais suspecter l'honorabilité. Dans la pratique, les choses seront bien autrement compliquées. Lorsque des malades vous diront qu'ils se sont conformés rigoureusement au régime de Cantani, examinez les choses à fond : vous trouverez, comme je l'ai observé personnellement chez tous les malades, même les plus intelligents et les plus instruits, qu'ils auront plus ou moins modifié le régime, en suivant leurs commodités ou leurs goûts, parce que le régime leur devenait insupportable. Cette manière antinaturelle de régler son genre de vie devient vite en horreur même au malade le plus patient, et celui qui semble s'accoutumer au régime le fait en perdant l'appétit.

Pour tous les diabétiques, et suivant les cas individuels, il faut que le régime puisse être continué *mutatis mutan-*

dis, sans répugnance, sans perte de l'appétit, et sans danger d'inanition rapide ou de coma diabétique. Certaines défenses seront faites pour la vie, car le diabétique ne peut pas vivre comme un homme sain; mais il faut procéder avec autant de douceur que possible, non pas pour être agréable au malade, mais pour le prémunir contre les dangers, sur lesquels j'ai si longuement insisté, de l'alimentation exclusive de la viande, ou trop riche en matières azotées.

Avant que le baron de LÜHDORF [1], à Hambourg, m'eût envoyé, en avril 1889, le livre où il relatait les observations qu'il avait faites sur lui-même pendant de longues années, je n'avais pas trouvé dans la littérature médicale l'exemple de diabétiques ayant suivi longtemps, c'est-à-dire pendant des mois, un régime exclusivement animal. On doit admettre que ces cas sont fort rares. Le baron de LÜHDORF m'a adressé des lettres où il développait les observations de son livre : il dit que les malades doivent se conformer au régime de la viande, aussi longtemps qu'ils n'auront pas de répugnance, puis ils doivent revenir peu à peu à l'alimentation mixte. Dans ses indications de régime il énumère le bouillon, fait avec n'importe quelle viande (bœuf, veau, mouton), les organes de ces animaux, à l'exception du foie, les volailles, le gibier, les poissons de toutes sortes, les

[1] Fr.-Aug. baron v. LÜHDORF, *Winke für Zuckerkranke*. Hambourg, 1888.

homards, les écrevisses et les crabes; il n'autorise les viandes salées qu'en très petite quantité, parce qu'elles déterminent la soif. Les mets doivent être préparés sans farine, sans sucre et, si possible, sans beurre, mais avec d'autres graisses. Le baron de LÜHDORF n'insiste pas sur la nécessité de grandes quantités de graisse, et il préconise en général un régime analogue à celui de BANTING. Il engage à être modéré dans la quantité de boisson; il recommande l'eau pure, les eaux artificielles ou naturelles de Seltz, et, si possible, plusieurs fois par an vingt-cinq à trente bouteilles d'une eau alcaline et acidule. Avec ce régime en ne faisant qu'un repas dans les vingt-quatre heures, le baron LÜHDORF, qui appartenait à la classe des diabétiques gras (il pesait environ 240 livres), a pu rester onze mois sans sucre dans les urines, mais la faim l'obligea à prendre deux à trois repas en vingt-quatre heures, et le sucre reparut dans la proportion de 1 0/0. En introduisant dans l'alimentation des hydrates de carbone, même en petite quantité, l'élimination du sucre se produisait.

Cette observation me fait conclure que les diabétiques gras peuvent suivre un tel régime, sans inconvénients, et même avec certains avantages, pendant un temps assez long. Tant que ces malades se trouveront bien de ce régime, qu'ils ne présenteront aucun signe d'inanition, pas d'albumine dans les urines, ni aucune des substances dont nous avons parlé, et qu'il n'y aura aucune menace de coma diabétique, il sera inutile de modifier le régime, mais il faudra continuer cependant à exercer une surveillance rigoureuse. S'il s'agit de diabétiques gravement atteints, je persiste dans la manière de voir que j'ai développée ci-dessus au sujet du régime. Je sais par expérience personnelle que, malgré l'inobservation du régime, les cas malheureux, dont j'ai parlé plus haut ne se produisent pas fatalement, comme le prouvent aussi les observations récentes de NAUNYN (*l. c.*). Pourtant une tournure fâcheuse pourrait se produire, et cela si rapidement que je ne veux plus m'exposer à courir ces risques, d'autant plus qu'il n'y a aucune espèce d'inconvénients à procéder chez ces malades avec prudence et progressivement, malgré la diminution ou la disparition plus lente du sucre. Doit-on, pour éviter cet inconvénient, exposer le malade au danger du coma diabétique? Certainement le sucre est l'origine de bien des dangers, et je m'appuie, non sur des faits théoriques, mais sur la pratique; mais on peut tout résumer à ceci : la quantité de sucre, éliminée chaque jour dans les urines ne doit pas faire porter le pronostic le plus défavorable sur la vie du malade, ni sur les complications ou les symptômes graves et concomitants du diabète.

En résumé, le diabète, dans un grand nombre de cas, est bien supporté pendant un temps remarquablement long, parfois malgré une grande quantité de sucre dans les urines. Dans d'autres cas, au contraire, la quantité de sucre est minime, mais les symptômes d'une destruction exagérée des albumines se produisent ; une alimentation très abondante ne peut les atténuer, et la mort arrive d'une manière souvent très rapide. Je considère cette destruction des albumines comme un symptôme bien autrement grave que la production et l'élimination du sucre, mais je combats cependant aussi la production du sucre, parce qu'elle détermine tôt ou tard une exagération de cette destruction de l'albumine du corps. Le pronostic du diabète sucré est en général beaucoup plus favorable, toutes conditions égales d'ailleurs, dans les cas où l'on peut s'opposer à l'exagération si funeste de la destruction des albumines du corps, et je rappelle encore ici que le régime exclusivement animal produit l'effet contraire (p. 48).

Dans tous les cas de diabète, il faut réglementer la quantité des hydrates de carbone, tant que cela n'offre aucun danger pour le malade, et les supprimer même dans la mesure du possible. Au point de vue *theorique*, la chose paraît facile. On donne au malade, comme le fait Cantani, à côté d'une quantité déterminée d'albumine, une certaine proportion de graisse animale pour remplacer les hydrates de carbone. Ce mode d'alimentation semble suffire complètement en ce sens que les diabétiques peuvent assimiler la graisse en grandes quantités, et Traube [1] l'a montré bien avant

[1] M. Traube, *Virchow's Arch.*, 1852, IV, p. 109.

le régime de CANTANI ; mais on éprouve de grandes difficultés à instituer et à faire continuer ce régime, et c'est là sûrement ce qui a décidé CANTANI à être aussi large que possible. Je ne parlerai pas des prix élevés d'un tel régime ; pourtant, pour répondre aux besoins des diabétiques, ce sera là toujours une chose importante. La difficulté est autre, et tous les auteurs s'accordent à constater que le régime de la viande et de la graisse est supporté fort peu de temps et avec plus de difficultés que tout autre régime. Il faut alors faire des concessions qui, habituellement, dépassent celles que j'accorde aux diabétiques, même bien portants, et qui paraissent guéris.

Le régime le plus approprié doit, pour moi, durer toute la vie, et ne présenter que peu de modifications, faites toujours de la manière la plus prudente. Ce régime ne doit pas être établi avec brusquerie, même chez les diabétiques gras, dont l'état musculaire est satisfaisant, car chez eux aussi certains inconvénients pourraient en être la conséquence, en dehors de toute autre cause. J'ai suffisamment insisté d'autre part sur le fait (v. p. 44 et note VI) que, pour les diabétiques maigres et débilités, il fallait procéder avec une prudence plus grande encore. Il ne faut donc jamais négliger cette considération que le diabète sucré est une maladie relativement grave. Les malades doivent s'estimer heureux s'il ne leur reste rien d'autre à craindre qu'une disposition à une rechute, et même ceux qui sont soi-disant guéris devront encore, toute leur vie, se comporter autrement que les individus non diabétiques. Les diabétiques atteints très légèrement, s'ils veulent vivre aussi longtemps que possible, devront aussi penser à leur affection, et s'astreindre à des règles qui ne sont pas toujours faciles à supporter. Les écarts de régime peuvent avoir souvent des effets inattendus et déterminer des troubles fort graves. Il ne peut y avoir aucun doute à ce sujet : le point *essentiel* et indispensable d'un traitement fructueux du diabète sucré est sa continuation pendant toute la vie. Il faut ne pas interrompre la méthode qui se sera montrée favorable, et ne rien y changer, sans nécessité absolue. On réussit habituellement, à combattre les symptômes du diabète et à diminuer l'élimination du sucre par un régime approprié ; mais les succès plus ou moins grands sont souvent passagers, et l'expérience montre qu'il est rare de les voir durables. Les malades raisonnables seuls arrivent à ce résultat. On n'obtiendra rien par la contrainte, même chez les malades des hôpitaux. Cette opinion qu'il fallait enfermer et en quelque sorte isoler les malades pour les obliger à se conformer aux règles du régime était due à l'éblouissement produit par quelques succès, mais ce régime ne peut être appliqué longtemps ni avec utilité, et le plus souvent il est nuisible. Rien ne montre plus les difficultés soulevées par ces questions que les discussions interminables qui ont eu lieu sur l'alimentation des diabétiques. Comment agir au mieux des intérêts des malades ?

Les malades supporteront les restrictions de régime d'autant plus volontiers qu'ils en sentiront les avantages et qu'ils auront été moins privés des choses d'importance secondaire. Je sais, par expérience, la difficulté et parfois l'impossibilité d'instituer chez les malades, même les plus intelligents, le régime qui leur est absolument indispensable. Les malades deviennent récalcitrants, quand les fautes de régime qu'ils commettent ne sont pas suivies immédiatement de conséquences fâcheuses. De plus, il faudra tenir compte de la variété de la maladie, de sa marche et des conditions individuelles d'âge, de goûts, d'habitudes, de profession, etc., pour obtenir du régime des résultats fructueux et durables. On voit, par suite, que nous ne pourrions établir un schéma qui répondrait à tous les cas. Mais la question est plus vaste encore, et l'on doit considérer aussi les habitudes et le genre de vie des différentes nations. On comprend alors certaines particularités de régime qui ne sont pas applicables chez nous. Ainsi CANTANI, de Naples, pour son régime, tient le plus grand compte des habitudes de ses compatriotes italiens (v. p. 31). Les exercices musculaires si importants dans le traitement seront plus facilement acceptés par nos diabétiques que par les Italiens du Sud qui se trouvent dans des conditions autres de climat. Chez un peuple qui montre peu d'aptitude aux exercices musculaires, les indications du traitement seront plus rigoureuses au point de vue du régime alimentaire puisque les besoins sont moindres. Bien des modifications seront possibles dans le régime : on devra chercher toujours les meilleurs et les plus faciles à appliquer. Je considère, en général, *mutatis mutandis*, comme répondant le mieux aux besoins de nos compatriotes, les Allemands du Nord, mon régime alimentaire contre l'adiposité.

Comme les gens obèses, les diabétiques doivent, avant tout, éviter soigneusement le superflu dans l'alimentation. D'autre part, il faut rejeter les méthodes de traitement par la faim, et cela même si dans certaines conditions elles diminuent la glycosurie (v. p. 28) ; il faut craindre tout ce qui peut produire l'inanition. Je considère également qu'il est inexact de parler d'aliments *permis* et d'aliments *défendus* : les premiers ne devant être pris aussi qu'en certaine quantité et suivant l'état du malade. Pour les aliments permis, les albumines, indispensables à la vie chez les hommes bien portants et chez les diabétiques, il est de la plus grande importance de garder une juste mesure, et nous avons insisté sur les règles à suivre dans les cas graves de diabète. Dans les cas légers, au contraire, ou si le degré de dénutrition est compensé par l'exagération des aliments, les malades pourront prendre autant et même plus d'albumine que s'ils étaient sains, à condition qu'ils la supportent bien et que cela soit nécessaire à la conservation de leur état (Voir dans le chapitre supplémentaire certaines particularités intéressantes). Parmi les albumines permises aux diabétiques, on ne parlait que des albumines *animales*. On laisse les malades manger toutes sortes de viandes et de poissons (VII), et on tient compte des conditions individuelles pour la préparation spéciale de ces aliments. Mais il existe certaines difficultés, car, pour préparer ces viandes, il faut éviter les hydrates de carbone, contre-indiqués dans le diabète, ce qui ne contribue pas peu à rendre les viandes désagréables aux malades. Nous verrons plus loin que l'on peut diminuer beaucoup ces inconvénients, si l'on ne peut entièrement les éviter (VIII).

A côté de la viande, le diabétique pourra manger des *œufs*. L'œuf de poule, souvent employé seul chez nous dans l'alimentation, est un mélange très heureux de substances qui conviennent aux diabétiques. Il contient environ 70 0/0 d'eau, 1 0/0 de cendres, et parties égales (12 0/0) d'albumine et de substances grasses. Le blanc d'œuf ne contient seulement que 1/4 0/0 de graisse, et le jaune une quantité de substances grasses double de celle de l'albumine. Les autres substances non azotées sont si peu importantes qu'on peut ne pas en tenir compte. L'œuf de poule contient autant d'albumine que 30 grammes de viande dégraissée, et, pour satisfaire au besoin journalier d'albumine, il faudrait environ vingt œufs. L'œuf équivaut à 40 grammes au plus de viande grasse. Pour répondre au besoin de carbone, l'homme devrait prendre environ quarante œufs. Les œufs, utilisés de tant de manières, sont un aliment précieux pour les diabétiques qui les prendront sous toutes les formes et même durs, à condition d'en faire des morceaux aussi petits que possible : les œufs durs ne sont pas aussi indigestes qu'on le suppose habituellement. L'albumine sèche de l'œuf et les cendres ne se distinguent presque pas de celles de la viande, et sont résorbées de la même manière. Les substances grasses de l'œuf sont plus assimilables par l'intestin. Le fromage, si riche en albumine et en corps gras, est aussi un aliment très important. Quand il n'est pas pris en trop grande quantité, il est presque complètement résorbé ; il doit être donné aux diabétiques avec modération, et malgré les quelques quantités de substances non azotées qu'il contient.

Il est nécessaire d'examiner la quantité d'albumine qui doit être donnée aux diabétiques. Naturellement, il faut procéder ici d'après les conditions individuelles, et les indications que je vais donner ne concernent que les diabétiques adultes. Plus haut (p. 51), en mentionnant les cas rares où le diabétique gras et encore robuste prétend avoir continué longtemps un régime purement animal, j'ai indiqué pourquoi je ne considérais pas comme possible la continuation d'un tel régime. Je ne recommande pas ce régime parce qu'en outre il ne comprend pas les mesures les plus utiles pour le malade. Nous avons vu aussi dans le cas précédent que la suppression complète du sucre n'avait été possible qu'avec un seul repas dans les vingt-quatre heures, et encore la quantité d'aliments n'était pas indiquée ; puis, lorsque le malade, par suite de la faim, s'était trouvé obligé de prendre deux ou trois repas, le sucre s'était reproduit, même sans rien changer au régime. Je trouve suffisant, pour le diabétique robuste qui présente une forme légère, et dont la vie ne se trouve pas menacée par l'usage d'une grande quantité d'albumine, de donner chaque jour 127 grammes d'albumine, comme chez le médecin cité par VOIT[1]. Calculée en viande, cette quantité correspond à 700 grammes de viande de bœuf maigre et crue ; BANTING consommait chaque jour 172 grammes d'albumine, soit à peu près 950 grammes de la même viande. Si l'on ajoute que le diabétique ne calme pas son besoin d'albumine exclusivement par de la viande, mais aussi par des œufs et du fromage, nous ne sommes toujours plus dans les conditions normales, et chez lui comme chez l'homme sain il faut satisfaire aux besoins d'albumine en partie aussi par de l'albumine végétale. Les rapports étroits qui existent, au point de vue chimique, entre l'albumine végétale et animale font penser que des modifications chimiques plus impor-

[1] VOIT. *Ueber die Ursachen der Fettablagerung im Thierkörper*, p. 22, Munich, 1883. — VOIT pense que 118 grammes d'albumine suffisent chez un travailleur robuste, pesant 70 kilogrammes. A cette occasion, je ferai remarquer que dans la 7e édition de mon livre sur l'*Obésité*, p. 56, ligne 14, j'ai laissé passer une faute d'impression. Au lieu de **168** grammes d'albumine, il faut lire : **118** grammes.

tantes ne sont pas nécessaires pour transformer l'albumine végétale en albumine assimilable par le corps, et l'albumine végétale sera absorbée tout aussi bien que l'albumine animale. Je reviendrai plus loin sur ces questions.

Outre cette quantité d'albumine, il faut au diabétique d'autres aliments pour lui fournir le carbone, qui lui est nécessaire ; dans ce but la quantité d'albumine ou de viande devrait être donnée en quantité trois fois plus grande que celle de BANTING, ce qui ne serait pas pratique et ce que le malade ne pourrait d'ailleurs pas supporter longtemps. D'autre part, cette grande quantité d'albumine deviendrait insuffisante à la longue, et VOIT a trouvé finalement que les plus grandes quantités d'albumine ne pouvaient suffire à maintenir le corps dans un même état [1]. Le danger serait plus grand chez les diabétiques, puisqu'ils détruisent l'albumine en grande quantité. On sait de plus que, dans les formes graves de la maladie, le sucre peut se former aussi aux dépens de l'albumine, et l'on a démontré la présence d'assez grandes quantités de sucre, chez les diabétiques, dans des organes où on ne trouve pas habituellement de glycogène [2]. GRIESINGER [3] a montré, en 1859, par des expériences faites sous le contrôle

[1] VOIT, *Physiologie der allgm. Stoffwechsels und der Ernährung*, p. 316. Leipzig, 1881.

[2] EBSTEIN, *Le Diabète*, page 136. Wiesbaden, 1887.

[3] W. GRIESINGER, *Gesammelte Abhandlungen*, II, p. 387. Berlin, 1872.

le plus rigoureux, et en éliminant toute cause d'erreur, que dans une alimentation, exclusivement composée de viande, une grande partie de la viande produisait du sucre. NAUNYN (*l. c.*) et d'autres auteurs ont confirmé ce fait. NAUNYN ajoute, il est vrai, que dans *quelques cas* de diabète sucré graves et très graves, où les malades étaient habitués au régime exclusif de la viande, en augmentant cette quantité (1,000 à 1,500 grammes de viande cuite), ceux-ci se sentaient plus forts et augmentaient de poids, tandis que le sucre et l'acide oxybutyrique diminuaient; mais les malades ne supportaient pas longtemps ce régime [1], plusieurs perdaient de leur poids et mouraient brusquement de coma diabétique. Les succès observés par NAUNYN, en augmentant la quantité de viande, sont d'un grand intérêt, et il serait important pour la pratique de connaître les causes et les particularités qui distinguaient ces cas de la plupart des autres diabétiques gravement atteints. Tant que nous ne connaîtrons pas ces causes, nous ne devrons jamais tenter dans les cas graves de diabète de remplacer tout le carbone par l'albumine.

Le lecteur voit, par cet exposé, que je procède pour la suppression des hydrates de carbone avec d'autant plus d'énergie et de rapidité que le diabète est moins grave. La

[1] Voir les indications *du régime* dans le travail de NAUNYN intitulé : *Le traitement du diabète sucré par les régimes. Volkmann's Sammlung klinischer Vorträge*, nos 349-350.

limite la plus élevée pour les albumines à donner est indiquée plus haut (page 61), et la limite inférieure se trouve dans les considérations de la page 44. Il faut être particulièrement prudent aussi, dans les cas graves de diabète, lorsque les malades avaient une alimentation pauvre en substances azotées, c'est-à-dire prenaient peu de viande à leurs repas. Dans les cas légers de diabète, chez les individus robustes et bien nourris qui peuvent supporter la suppression temporaire des aliments non azotés, je procède avec prudence, et malgré les conditions favorables du malade, je prescris, comme je l'ai indiqué plus haut, un régime exclusivement azoté. Je ne reviendrai pas d'ailleurs sur ces motifs, je les ai indiqués dans les pages précédentes. Il ne suffit pas d'ajouter quelques aliments non azotés au régime exclusif de la viande sous forme de graisse et d'huile d'olives, comme le fait NAUNYN dans les cas graves, ou en permettant des mollusques qui contiennent plus ou moins d'hydrates de carbone, comme le fait actuellement CANTANI. Pour moi, il faut, dans chaque régime antidiabétique, prescrire autant d'aliments non azotés que cela est nécessaire pour un régime qui doit améliorer le diabétique à la longue et d'une manière durable. Je fais abstraction des cas où le succès se produit rapidement et disparaît de même. Mon principe est de faire concorder le régime avec tous les desiderata d'une alimentation appropriée. On sait, et on ne doit jamais l'oublier en prescrivant le régime des diabétiques, que cette alimentation doit non seulement être agréable au malade et ne pas nuire à son appétit, mais avant tout renfermer les différentes substances alimentaires, en quantité suffisante comme en proportion exacte et variée, pour être résorbées aussi complètement que possible et sans fatigue par le tube digestif.

Les graisses sont parmi les aliments non azotés les plus avantageux de tous pour les diabétiques. D'après l'état de nos connaissances actuelles, les *graisses* ne favorisent pas la production du sucre dans l'organisme, directement ni indirectement ; elles doivent donc être considérées comme le deuxième groupe important des aliments pour les diabétiques. Les malades devront, par suite, en consommer une plus grande quantité que les individus sains et que les malades obèses qui suivent mon traitement. L'augmentation dans la quantité des graisses répond à une indication de cause, sur laquelle je reviendrai dans le troisième chapitre, et qui est conforme à ma manière d'envisager le diabète. Les graisses seront, dans toutes les périodes du diabète, des matériaux d'oxydation totalement utilisables : elles sont brûlées sans produire de sous-dérivés susceptibles de se transformer en sucre, comme cela existe dans l'oxydation des hydrates de carbone. Si l'on pouvait donner longtemps aux diabétiques une alimentation, consistant exclusivement en substances azotées et en graisses, et sous la condition de voir ces aliments donnés en quantité suffisante et bien assimilés, on les protégerait beaucoup plus sûrement contre l'inanition et l'on combattrait la maladie avec le plus grand avantage. Je ne crois pas possible, cependant, de voir cette espérance réalisée, non pas à cause des grandes quantités de graisse qui seraient nécessaires, mais parce que les graisses, accompagnées exclusivement de substances albuminoïdes, ne seront pas supportées par les malades. La graisse la mieux acceptée est le beurre de bonne qualité, puis vient le gras de jambon. Les graisses végétales, les huiles grasses sont d'un usage plus restreint et servent pour les salades, mais il se présente ici bien des particularités. Ainsi, dans le Hanovre et dans la Hesse, on emploie souvent l'huile de faînes pour cuire des poissons ou assaisonner les salades ; les mets à l'huile d'olives ne plaisent pas aux diabétiques d'Allemagne, etc.

Dans bien des cas les grandes quantités de graisse seront prises sans difficulté. Je connais une jeune dame de vingt ans, atteinte de diabète grave, qui prend tous les jours, avec plaisir, 225 grammes de beurre et d'autres graisses, par exemple : des viandes grasses, du gras de jambon, etc., avec une quantité correspondante de viande. L'état d'inanition profond auquel l'avait amenée sa maladie, diagnostiquée depuis trois ans, avait disparu relativement vite. Sous l'influence de ce régime auquel était ajoutée une petite quantité de végétaux, cette malade, en deux ans et demi, avait augmenté de 20 livres. Elle élimine relativement peu de sucre, et les réactions de l'acétone et de l'acide acétique, très marquées au début, existent encore, mais elles sont très légères. L'état général est fort bon. Je mentionne ce cas, non pas à cause de la marche si favorable et si inattendue de la maladie, mais parce que cette dame a supporté très longtemps, et avec les meilleurs résultats, ces grandes quantités de graisse qu'elle assimilait fort bien; cela n'aurait pas été possible si l'on n'avait pas eu soin d'ajouter quelques végétaux.

Pour répondre aux besoins de carbone des diabétiques, outre la quantité de graisse qui peut être contenue dans l'albumine, 250 grammes de graisse suffiront, et 300 grammes au plus, chez les diabétiques encore capables de travailler. Il semble, au premier abord, que notre estomac ne puisse supporter cette quantité; du moins était-ce l'opinion généralement admise. La graisse doit être donnée fraîche. Les graisses rances, nous l'avons vu, ne sont pas acceptées par les malades, ni bien supportées. On a voulu remplacer les graisses par des acides gras pouvant jouer le même rôle. Senator[1] a recommandé les pilules de savon (sav. méd., 9, mucil. q. q. gouttes, faire 60 pil.; en prendre 4 à 5, trois fois par jour). Mais on ne peut obtenir ainsi qu'une quantité bien minime des graisses nécessaires, et, comme cela

[1] Senator. *Berliner klin. Wochenschrift*, 1887, n° 13.

a été dit plus haut (p. 54), les diabétiques en absorbent de grandes quantités. Vu l'importance de cet aliment, il faut s'efforcer d'habituer les malades à en prendre autant que possible, pour leur plus grand profit. Si le diabétique pouvait suivre pendant longtemps le régime de la viande et des graisses, il en retirerait beaucoup de bénéfices. De toutes les graisses, je préfère le beurre, malgré la présence du sucre de lait (0,13 à 1,11 0/0) ; non seulement le beurre est bien supporté par la plupart des hommes, mais, d'après les recherches de RUBNER[1], il est mieux absorbé que les autres graisses. RUBNER donne les graisses avec la viande et le pain. En fait, il ne serait pas possible de donner de grandes quantités de graisses, dans un court espace de temps, sans un adjuvant, et l'on ne pourrait pas se passer, à côté des albumines, d'aliments végétaux contenant des hydrates de carbone. Dans les cas de diabète léger, où, contrairement aux cas graves, l'on doit diminuer rapidement les hydrates de carbone, on n'agira pas comme on le ferait avec des personnes bien portantes. Si l'on prend comme exemple le médecin de VOIT, qui consommait 127 grammes d'albumine, 89 grammes de graisse et 360 grammes d'hydrates de carbone, il faudrait, pour le régime des diabétiques, remplacer la plus grande partie des hydrates de carbone par des graisses. La plupart des dia-

[1] Voyez VOIT (*l. c.*), *Allg. Stoffwechsel*, p. 408.

bétiques supportent et assimilent bien environ 200 grammes de graisse, à condition qu'elle soit présentée sous une forme convenable. Je tiens compte, sous ce rapport, des œufs avec les substances grasses du jaune d'œuf, du fromage (v. p. 60), etc. Un œuf contient 6 grammes d'albumine sèche, 0,3 de sels et environ 3,8 de graisse; les substances grasses du fromage varient de 10 à 30 0/0.

Les autres besoins de carbone seront compensés par les végétaux, mais ceux-ci serviront surtout à faciliter l'incorporation d'une quantité de graisse. J'ai mentionné (au n° IX), en première ligne, les légumes qui, tout en ne possédant que des qualités nutritives minimes, seront de bons adjuvants pour les graisses [1]. Si, pour les personnes bien portantes, les légumes sont un aliment non seulement agréable mais nécessaire, pour les diabétiques, malgré le sucre et leurs substances extractives non azotées, ils n'ont certainement pas plus d'inconvénients que les *frutti di mare*, souvent très riches en hydrates de carbone. Je mentionnerai aussi les *champignons*, dont on a certainement exagéré les qualités nutritives, puisque la substance azotée

[1] V. Addition IX. En ce qui concerne le pouvoir alimentaire des légumes, on voit, d'après KÖNIG (*Chemie der menschlichen Nahrungs und Genussmittel*, I, p. 48, 3e édition. Berlin, 1889), que les légumes (choux de Milan, navets, choux, céleri) sont difficiles à digérer. Ce sont, de tous les végétaux, les moins assimilables. Les navets contiennent beaucoup de sucre et leurs hydrates de carbone sont moins assimilables que ceux des choux de Milan, moins riches en sucre; le beurre diminue l'absorption des végétaux (MALFATTI).

qu'ils contiennent est moins digestible que celle des autres légumes[1]. Puis viennent les différentes variétés de choux et de salades, etc. (voyez la note IX). CAMPLIN, dont les règles de régime sont, suivant GRIESINGER, des meilleures qui aient été faites pour le diabète au point de vue pratique, se bornait, parmi les légumes, au choix des *crucifères* tels qu'on peut les obtenir à Londres. Les choux jeunes (cabbages) étaient particulièrement recommandés pour l'usage habituel et par suite de leur bon marché; les choux-fleurs, les choux de Bruxelles, les brocolis, etc., offrent des variétés importantes pour l'alimentation ; le *sea kail* (chou frisé) est excellent, mais d'un prix trop élevé. Outre les épinards, CAMPLIN propose d'autres variétés de chenopodiacées, telles que le *chenopodium bonus Henricus*, les jeunes feuilles de la bette (*beta vulgaris*[2]). Les *épinards*, toutefois, à cause de leur proportion d'acide oxalique, ne doivent être donnés qu'en petite quantité aux diabétiques qui présentent des symptômes de diathèse urique (v. note X). Ces légumes, non seulement sont excellents pour incorporer les graisses, mais ils apportent aussi une grande variété dans une alimentation déjà trop uniforme. Les sensations de faim et de soif sont calmées bien

[1] KÖNIG, *l. c.*, p. 18.

[2] JOHN-M. CAMPLIN, *On the furantia and lædentia in diabetes. Communicated by Richard Bright. Med. chir. transact.*, vol. XXXVIII, p. 73. Londres, 1835.

plus vite par le régime avec les graisses. On aura de plus un avantage, celui de faire mastiquer longtemps et de prolonger ainsi le repas, et c'est là un point important pour les diabétiques, car ils se trouveront ainsi empêchés de prendre de trop grandes quantités d'aliments. Chez eux également on emploiera avec succès les substances *gélatineuses*. La *gélatine*, on le sait, se décompose dans les tissus très rapidement et très complètement, et elle empêche la destruction de l'*albumine*. En dehors de cette action d'épargne pour l'albumine, elle diminuera, dans une proportion moindre, il est vrai, le besoin de graisse. Il ne faut pas abuser de la gélatine, à cause des troubles de digestion qu'elle détermine facilement, mais elle rendra de grands services dans l'alimentation des diabétiques. Les substances gélatineuses ne pourront pas être données pour la consommation journalière; cependant les plats que l'on peut préparer avec ces substances ont une certaine importance, par suite de la variété qu'ils apporteront dans l'alimentation, et cela même dans les cas les plus graves.

Ce régime répond, dans ses parties essentielles, aux besoins des diabétiques; il serait facilement accepté, si la suppression du pain n'était pas aussi pénible. Comment y remédier? Un médecin de Hambourg, Düring[1], a obtenu des résultats favorables dans le traitement du diabète,

[1] Düring, *Ursache u. Heilung des Diabetes mellitus*, 3e édition. Hanovre, 1880.

malgré la grande quantité des hydrates de carbone donnés, en recourant à certaines règles rigoureuses dans le *modus vivendi* des diabétiques : je ne parlerai pas de ce régime pour plusieurs raisons sur lesquelles je reviendrai plus loin. Je ne me rallierai pas non plus à l'opinion de RENZI et de MARAGLIANO[1]. Contrairement à l'opinion de CANTANI, ces auteurs soutiennent que l'alimentation mixte est la meilleure dans le diabète (Ier Congrès de la Société italienne de médecine interne à Rome). J'ai la conviction, au contraire, que le pain ordinaire, de même que tous les aliments riches en hydrates de carbone, doivent être supprimés autant que possible chez les diabétiques, sauf dans les cas où le coma diabétique menace de se produire (p. 42) ; chez beaucoup de malades, on peut continuer longtemps cette manière de faire. Mon expérience dans le traitement d'un grand nombre de malades obèses me montre que plusieurs de ces malades apprennent vite à se contenter d'une très petite quantité de pain, et à exclure d'autres aliments contenant du sucre et de l'amidon; j'ai fait aussi les mêmes remarques chez les diabétiques. Cent grammes de pain de seigle ou de froment, c'était ce que je donnais chaque jour comme maximum dans les cas de diabète léger, et même lorsque les malades pouvaient assimiler une quantité bien plus grande d'hydrates de carbone que celle de ce pain.

[1] D'après les *Ther. Monastheften*, III, p. 129, 1889.

J'ai observé aussi qu'en fort peu de temps, lorsque cela était nécessaire, quelques malades se contentaient de 50 grammes. Chez un plus grand nombre cependant, on rencontre de sérieuses difficultés à diminuer le pain, et les succédanés nombreux que l'on a conseillés n'ont pu être d'une importance suffisante. Je ne ferai pas intervenir ici de questions économiques; pourtant tous ces succédanés du pain sont, à l'exception du pain de son, beaucoup plus coûteux que les différentes sortes de pain consommées par les gens bien portants. Le pain de son sera repoussé par les malades à cause de son goût peu agréable, sa valeur nutritive est presque nulle, et il détermine souvent des phénomènes dyspeptiques. J'ai indiqué (note XI) la recette des *biscuits au son* que le Dr Camplin[1], qui était diabétique, a mangés longtemps. Il en fait l'éloge et dit que ces cakes n'ont pas un goût désagréable; ils ne troublent pas les fonctions digestives et contiennent fort peu d'amidon, 2,5 0/0 environ. Leurs qualités nutritives sont dues, non pas au son comme nous l'avons vu, mais au beurre et aux œufs employés en assez grande quantité. En tout cas, il est intéressant de voir que ce malade instruit a pu remplacer de cette manière le pain ordinaire pendant une longue période. Ces cakes ne seraient pas moins chers que d'autres gâteaux secs, mais il faut tenir compte de la proportion relativement élevée d'acide oxalique que

[1] Voyez plus haut, p. 18, et *l. c.*, p. 70.

contient le son de froment (v. plus loin). On s'est placé, en somme, à deux points de vue pour remplacer le pain dans le régime des diabétiques. On a cherché, d'une part, à supprimer autant que possible les hydrates de carbone dans le pain, et, d'autre part, on a essayé de faire un pain avec les hydrates de carbone que le diabétique peut assimiler.

On peut fabriquer un pain presque dépourvu d'hydrates de carbone à l'aide d'amandes, d'œufs et de beurre, comme le *pain d'amandes* (v. p. 20); mais son emploi n'a pas pu se généraliser. En somme, ce pain composé en grande partie d'albumine et de graisse, même s'il était mieux supporté, ne pourrait pas être considéré comme un succédané du pain. Les amandes, comme d'autres fruits à amande, noisettes, noix, auxquels on a attaché une certaine importance, ne pourront jouer qu'un rôle secondaire dans ces régimes tout comme chez les hommes bien portants. D'après ma connaissance, on n'a pas fait de pain avec l'albumine végétale des amandes, la *conglutine*, ce corps qui existe aussi dans le *lupin*; c'est d'ailleurs naturel puisque 100 grammes de conglutine, d'après les prix récents de KÖNIG[1] et Cie, à Leipzig, coûtent 12 marcs 50.

[1] Je dois un échantillon de conglutine à l'amabilité de M. le professeur Franz LEHMANN, directeur de la station expérimentale d'agriculture. On a obtenu un pain poreux et dont le goût était agréable avec 23 grammes de conglutine et de farine de froment, et un blanc d'œuf pour lier le tout; on a ajouté un peu de sel et 8 grammes de levûre pure. Ce pain contenait 31,09 0/0 d'eau.

Si le pain d'amandes ne peut pas être appelé à remplacer le pain de chaque jour, il faut le considérer, s'il est bien préparé, comme un aliment auquel on pourra toujours recourir chez les diabétiques. Aussi je tiens à donner ici la recette de SEEGEN : 125 grammes d'amandes douces sont pulvérisées, renfermées dans une poche de laine et mises, pendant un quart d'heure, dans l'eau bouillante acidulée avec un peu de vinaigre. On ajoute ensuite 100 grammes de beurre et deux œufs, puis, en mêlant bien, trois jaunes d'œufs et du sel ; on verse ensuite les trois blancs battus en neige ; on met le tout dans un moule bien beurré, et on cuit à petit feu[1]. LEYDEN[2] prétend que le manque de sucre rend le pain d'amandes de SEEGEN répugnant ; il a, par suite, fait faire deux variétés de pains d'amandes, en les sucrant avec de la saccharine, et en les rendant plus légers à l'aide du bicarbonate de soude et de l'acide tartrique. On n'est pourtant pas encore arrivé à remplacer le pain ordinaire d'une manière satisfaisante.

Récemment, on a voulu introduire dans le régime des diabétiques la *fève de Soja*, fruit à écosse, cultivé en Chine et au Japon. MIURA (de Tokio)[3] dit que ces fèves ne sont pas supportées longtemps ; chez nous on ne peut faire un

[1] SEEGEN, *Diabetes mellitus*, p. 168, 2e édition. Berlin, 1875.

[2] LEYDEN, Société de Médecine interne. Berlin, 1886. *Deutsche med. Woch.*, 1886, p. 256, n° 14.

[3] MIURA, Xe Congrès international de médecine, II, Abth. V, p. 100. Berlin, 1891.

aliment du soja. La farine de soja, fabriquée par KNORR, de Heilbronn, contient 10,25 d'eau, 25,69 0/0 de substances azotées, 18,83 0/0 de graisse et 38,12 0/0 d'hydrates de carbone [1]. Le fabricant a déclaré qu'il avait cessé cette fabrication à cause du goût d'huile répugnant de la farine de soja. On a fait des pains avec cette farine, mais, d'après DUJARDIN-BEAUMETZ [2], son usage serait peu répandu à cause de son mauvais goût ; dans le pain de soja, recommandé par le Dr MÉNUDIER [3], on ne dit pas s'il n'en était pas de même. Dans ces cas même on n'atteindrait pas l'idéal du pain pour les diabétiques, car ce pain, outre ses qualités de goût et de digestibilité, devrait être fait avec des hydrates de carbone pouvant être assimilés par le diabétique. Il n'existe pas de farine avec laquelle on pourrait faire ce pain.

Deux médecins américains, les Drs DUNCAN et ROOT ont prétendu, dans ces derniers temps, que l'on pouvait faire des cakes pour les diabétiques avec la farine de sarrasin malgré sa forte proportion d'amidon [4] (XIII). Il n'est pas sans intérêt de se rappeler que cette même farine de sarrasin avait

[1] KÖNIG, *l. c.*, p. 623.

[2] DUJARDIN-BEAUMETZ, Xe Congrès international de médecine, II, Abth. V, p. 84. Berlin, 1891.

[3] *Deutsche med. Woch.*, 1891, no 53, p. 1210.

[4] D'après KÖNIG, p. 624 :

	Eau.	Substances azotées.	Graisse.	Subst. extract. non azotées.
Graines de sarrasin.	14,12 0/0	11,32 0/0	2,61 0/0	54,86 0/0
Farine de sarrasin..	13,31 0/0	8,87 0/0	1,56 0/0	74,25 0/0

été employée par W. KRIMER[1] dans le but de produire le diabète sucré chez un chien et un lapin ; KRIMER n'est pas arrivé d'ailleurs au résultat qu'il cherchait. Le baron LÜHDORF[2] a recommandé la farine de sarrasin pour son pain à la viande. On a aussi utilisé les *tubercules de topinambours* pour les diabétiques. NAUNYN[3] pense que les topinambours, sauf quelques traces de sucre de raisin, ne contiennent que de l'inuline. Pour mon collègue R. TOLLENS, dans le suc des topinambours, on trouve de la lévuline dans la proportion de 8 à 12 0/0, avec de l'inuline en été, en hiver et en automne avec plusieurs variétés de sucre à pouvoir rotatoire droit, et peut-être du sucre de canne (DUBRUNFAUT) (voyez addition IX). Je ne pense pas, malgré les éloges de certains auteurs, que le topinambour puisse être utilisé pour les diabétiques : il a un goût non pas désagréable, mais fade qui déplait vite au malade.

Comment les diabétiques assimilent-ils les autres hydrates de carbone ? Le *sucre de lait*, le seul qui soit contenu dans le lait, n'est assimilé que par une certaine catégorie de diabétiques. DE JONG et MORITZ[4] ont montré récemment que,

[1] KRIMER, *Horn's Arch. für med. Erfarung*, II, p. 406, juillet à déc. 1818.

[2] *L. c.*, p. 24. Addition XIII.

[3] NAUNYN, *l. c.* (*Volkmann's Samml. klin. Vortr.*), p. 30.

[4] DE JONG, *Over omzetting van milksuiker*, etc. Amsterdam, 1886. Cité dans le *Jahresbericht über die Fortschritte der Thierchemie de* MALY, XVI, p. 445, 1886; Wiesbaden, 1887. — Voir MORITZ, Xe Congrès de médecine interne, 1891.

chez les individus sains, le sucre de lait peut se retrouver tel quel dans les urines, et non pas seulement comme sucre de raisin. Il existe une lactosurie normale, comme une dextrosurie et une lévulosurie normales. Le lait aigre doux ne peut donc être donné que dans certaines conditions et tant que le sucre de lait est assimilé, puisque le lait de vache contient toujours 4,5 0/0 de sucre de lait. Comme dans le lait caillé on ne voit qu'une petite partie du sucre de lait se transformer en acide lactique, ce qui vient d'être dit s'y applique également, quelle que soit l'opinion que l'on ait sur l'utilité du sucre de lait dans le diabète.

L'inosite, la *mannite*, la *lévulose* et l'*inuline* pourront être utilisées. *L'inosite*, découverte par SCHEERER dans le suc de viande, et rangée à tort dans les hydrates de carbone, appartient aux produits d'addition du benzol [1]. On la trouve dans les haricots verts, dans les choux, et dans de nombreux végétaux. Elle se montre aussi dans les urines, non seulement dans le diabète insipide et sucré, mais dans d'autres affections, et même chez les individus sains, après l'absorption d'une grande quantité d'eau. La présence de l'inosite dans certains légumes ne sera pas un motif suffisant pour les défendre aux diabétiques, pas plus d'ailleurs que l'on ne défend la viande pour la même cause. La *mannite*, qui, d'après KÜLZ, ne paraît pas augmenter le sucre

[1] TOLLENS, *l. c.*, p. 234.

dans l'urine des diabétiques, ne peut pas compter comme aliment chez les diabétiques par suite des phénomènes dyspeptiques qu'elle produit facilement. Pourtant certains végétaux, comme par exemple les *salsifis* et quelques *champignons* (v. p. 69), qui contiennent de la mannite et des hydrates de carbone, en petite quantité (note IX), peuvent être considérés comme des aliments [1], à la condition que leur usage ne déterminera pas une augmentation de sucre dans les urines. Le Dr Feschmacher, de Neuenahr, me dit qu'il faut être très prudent dans l'emploi des salsifis : il a vu la glycosurie augmenter après l'usage, même très modéré, de ces légumes. La cause probable doit être attribuée à ce fait que le sucre de raisin et les substances susceptibles de se transformer en sucre sont en quantités variables dans les salsifis. On a parlé souvent de l'*inuline* qui probablement se transforme sous l'action des sucs digestifs en lévulose. Elle a été employée par Külz [2] pour la confection d'un pain analogue comme goût et comme aspect à celui du pain d'amandes. Le kilo d'inuline, préparé avec une grande pureté, coûtait autrefois (en 1874) chez Trommsdorff [3]

[1] Voit, *l. c.* (*Phys. der allgem. Stoffw.*), p. 153. D'après König, *l. c.*, p. 748 :

	Mannite.	Sucre de raisin.
Les morilles comestibles séchées contiennent..	4,98 0/0	0,82 0/0
Les morilles séchées en forme de cône.......	7,89 0/0	0,39 0/0

[2] Külz, *l. c.*, p. 153.

[3] Trommsdorf, Catalogue nº 20.., octobre 1891. Inuline pure, 33 marcs le kilogramme.

30 marcs, et maintenant elle est de 33 marcs. Tous ces efforts n'ont donc pas eu de résultats pratiques.

Quant à la *lévulose*, KÜLZ est le premier qui ait parlé de son assimilation chez les diabétiques. Il a pensé que l'on pouvait prendre des pommes, des poires et différents fruits bacciformes en quantité modérée (XIV); parmi leurs hydrates de carbone (ces fruits contiennent habituellement, à côté du sucre de canne, de la dextrose et de la lévulose, comme le sucre interverti, c'est-à-dire environ à parties égales) la lévulose se transforme complètement, de même que la plus grande partie de la dextrose et du sucre de canne, du moins dans les cas légers du diabète [1]. WORM-MÜLLER [2] n'a pas trouvé de traces de lévulose dans les urines des diabétiques même après l'absorption de grandes quantités de lévulose (83 gr. 6). Aussi la fabrique de produits chimiques de E. SCHERING à Berlin a-t-elle droit à la reconnaissance des diabétiques qui ne peuvent pas renoncer à l'usage du sucre : elle livre, au prix relativement minime de 10 marcs par kilo, une *lévulose chimiquement pure et sans dextrose*. La polarisation de la lévulose de SCHERING à l'aide du polarimètre de SCHMIDT et HÆNSCH, de mon laboratoire, donne

[1] KÜLZ, *l. c.*, p. 143. D'après KÖNIG, on trouve (*l. c.*, p. 771 et 772) :

	Dextrose.	Lévulose.
Pommes de Mantoue...............	3,1 0/0	5,27 0/0
Poires d'été........................	2,4 0/0	4,8 0/0

[2] WORM-MÜLLER, d'après le *Jahresbericht für Thierchemie* de MALY, XV, p. 460. Wiesbaden, 1886.

pour $[\alpha]_D$ la valeur de 86°,5, tandis que pour la lévulose pure on obtient $[\alpha]_D = 92°$. Cette lévulose constitue un grand progrès, surtout si l'on pense qu'autrefois, et comme MORITZ l'indiquait au Xe Congrès de médecine interne à Wiesbaden (1891) 500 grammes de lévulose pure et cristallisée coûtaient 600 marcs le kilo. Dans un des derniers catalogues de TROMMSDORF, d'Erfurt, le prix des 100 grammes de lévulose est encore de 10 marcs. Le prix peu élevé de cette lévulose permettra donc de remplacer la saccharine désagréable à beaucoup de malades.

Les espérances que la découverte des pentaglucoses avaient fait naître pour l'alimentation des diabétiques [1] ne se sont pas réalisées. Mes recherches à ce sujet, qui doivent paraître prochainement dans les *Archives* de VIRCHOW m'ont prouvé que de très petites doses de *xylose* et d'*arabinose*, qui forment le groupe des pentaglucoses, ne sont pas assimilés, mais sont au contraire rapidement éliminés par les urines.

Par ce qui précède, on voit que nous ne sommes pas en état actuellement de faire pour les diabétiques un pain avec des hydrates de carbone, assimilables et dans les conditions où il existe pour les individus normaux. Tous

[1] TOLLENS (*Unters. über Kohlenhydrate* (*landw. Versuchs-Stationen*), vol. XXXIX, p. 430, 1891) pose la question suivante :

Les pentaglucoses, dans les cas de diabète où les hydrates de carbone ne sont pas assimilés, peuvent-ils remplacer ces derniers ?

les essais tentés pour remplacer d'une manière durable le pain ordinaire n'ont pas été satisfaisants ; ils peuvent être même considérés comme autant d'insuccès. Un pain *dépourvu d'hydrates de carbone*, et fait avec de l'albumine végétale — d'après mes connaissances, on a seulement utilisé l'albumine du froment (pain de gluten) — n'a pu être obtenu, et les tentatives ne pouvaient aboutir, à cause des particularités de la fabrication. Des médecins instruits ont, jusque dans ces derniers temps, mentionné différentes préparations de gluten pur. Ainsi FÜRBRINGER [1] parle d'un pain médicinal de gluten, sans traces de farine, de la fabrique BASSERMANN, HERRSCHEL et DIEFFENBACHER (de Mannhein), et d'un pain anglais paraissant identique. Cependant les différentes sortes de pains de gluten, qui depuis BOUCHARDAT (v. p. 20) se sont trouvées dans le commerce, n'ont pu réussir dans la pratique, non seulement parce que ces pains n'étaient pas, comme ils le promettaient, purs d'hydrates de carbone [2], mais parce qu'ils avaient un goût fort désagréable, ce qui a été reconnu d'ailleurs par tous les observateurs [3] depuis TROUSSEAU.

On peut cependant obtenir un pain à l'albumine végétale

[1] FÜRBRINGER, *Deutsch. Arch. für klin. Med.*, XXI, p. 303, 1878.

[2] Voyez les *Analyses de biscuits de gluten et de pains de gluten*, par KÖNIG, *l. c.*, p. 633, et note XV.

[3] Voyez entre autres KÜLZ, *Beitr. z. Path. u. Therapie des Diabetes mell.*, p. 153. Marburg, 1874 ; — et DEMANGE, art. *Diabète, Dict. encycl. des sciences méd.* — DECHAMBRE, p. 654. Paris, 1883.

d'un goût agréable, si l'on a une bonne préparation de gluten, et que l'on y ajoute une certaine quantité de farine, en préparant la pâte. Mais ce pain ne doit pas être désigné comme un *pain de gluten pur*, et il ne faut pas faire croire au public que ce pain est privé d'hydrates de carbone. Il faut, au contraire, que l'on connaisse la proportion d'hydrates de carbone et de substances albuminoïdes pour qu'il soit possible de régler le régime.

Nous avons une excellente préparation de gluten dans l'albumine végétale, découverte par le Dr J. Hundhausen, de Hamm, et patentée. Cette préparation est connue dans le commerce sous le nom d'*aleurone* (Aleuronat) (XV), et présente une composition à peu près constante. En dehors des petites proportions de sels, 0,78 0/0, et de cellulose, 0,45 0/0, elle contient :

	Albumine.	Hydrates de carbone [1].	Eau.
Aleurone	80 0/0	7,01 0/0	8,8 0/0
Farine de gruau ..	8,9 0/0	74 0/0	13 0/0

Un boulanger habile et exercé peut facilement faire cuire un pain en mélant, en différentes proportions, l'aleurone et la farine de froment, pain qui contiendra à l'état sec de 50 à 60 0/0 d'albumine. En admettant qu'un diabétique, pour calmer sa faim, prenne les mêmes quantités d'aliments

[1] Nous n'avons pas trouvé de sucre dans l'aleurone que nous avons analysée.

que le médecin de VOIT, qui consommait 127 grammes d'albumine, 89 grammes de graisse, et 362 grammes d'hydrates de carbone, on pourra fixer de la manière suivante les besoins alimentaires des diabétiques, atteints de formes légères, en tenant compte de la nutrition qui est modifiée chez eux (pour les formes graves, les principes sont différents, nous l'avons vu page 43.). Si un diabétique prend, par exemple, 300 grammes de viande maigre de bœuf, ce qui correspond à 55 grammes d'albumine, et environ 80 grammes d'albumine végétale, sous forme de 250 grammes de pain d'aleurone contenant à l'état sec 50 0/0 d'albumine végétale, il aura pris environ 130 grammes d'albumine. Le diabétique se sera comporté comme l'homme sain qui prend au minimum un tiers d'albumine au règne animal, et deux tiers au règne végétal. Si nous n'avions pas cette albumine végétale, non seulement comestible et agréable aux malades, mais de plus très assimilable, il faudrait donner en très grande quantité les hydrates de carbone, qui sont autorisés seulement en quantité très limitée, même dans les cas légers de diabète, car la proportion d'albumine dans la farine est seulement de 8 à 9 0/0, et celle du pain humide de 5 à 6 0/0. Dans les 250 grammes de pain d'aleurone, contenant 50 0/0 d'albumine végétale, il y a plus de 70 grammes d'hydrates de carbone. Ajoutons de plus environ 30 grammes d'hydrates de carbone contenus dans les légumes consommés par le diabétique, et dans l'aleurone employé pour les sauces et les légumes, etc. Il manque encore 250 grammes d'hydrates de carbone : on peut les remplacer par 120 grammes de graisse. En comptant les 89 grammes de graisse du médecin de Voit, le diabétique aura chaque jour environ 200 grammes de graisse à consommer. Ce diabétique à forme légère aura donc :

		Graisse.	Hydrates de carbone.
Albumine animale..	54 grammes	200	100
Albumine végétale..	80 —		
Soit........	134 grammes	200	100

C'est-à-dire plus d'albumine que l'homme bien portant de Voit. Cette augmentation de l'albumine chez les diabétiques est pour moi fort utile (v. le IIIe chapitre), mais à la condition qu'elle ne détermine pas d'inconvénients, comme on l'observe si souvent dans les formes graves du diabète. L'avantage d'un tel régime ressort nettement. Nous pouvons donner ainsi au diabétique de grandes quantités d'albumine sans le fatiguer par trop de viande, ce qui déterminerait le dégoût, sans énumérer les autres inconvénients. Avec ce régime, le malade prend environ 100 grammes d'hydrates de carbone qu'on peut diminuer encore en utilisant des préparations de gluten plus pauvres encore en hydrates de carbone; mais on s'écarterait trop du pain de l'homme bien portant et qui lui est si nécessaire. Il résulte de cette addition d'hydrates de carbone moins d'inconvénients pour le malade que s'il suivait un régime purement albumineux qui, au bout de peu de temps, deviendrait un régime d'inanition. Dans un grand nombre de cas légers de diabète, cette quantité d'hydrates de carbone est assimilée, et, si une petite quantité de sucre se trouvait éliminée dans les urines, les inconvénients ne seraient nullement en rapport avec les grands avantages de ce régime.

Il est vrai que le diabétique devra prendre une quantité de graisse relativement importante, mais elle n'est pas exagérée, et le diabétique s'y habitue, comme cela se voit dans la plupart des cas. Du moins on s'efforcera toujours d'atteindre ce but autant que possible. Plus on approchera de ces quantités, et plus le malade se trouvera amélioré. Voit [1], en parlant de la nutrition de l'homme sain, dit que la graisse joue un rôle important, et qu'elle ne peut pas toujours être remplacée par des hydrates de carbone. Pour lui la meilleure alimentation pour l'homme est celle qui est faite à la graisse et qui en contient toujours beaucoup; mais l'excès n'est pas utile parce que cette graisse se dépose dans le corps. F.-C. Donders [2] dit textuellement : « Trop peu de graisse fait dépérir le corps; les conséquences seront une mauvaise nutrition et des échanges défectueux entre les sucs nutriciers et les tissus. » Si ces règles sont appli-

[1] Voit, *l. c.* (*Stoffwechsel und Ernährung*), p. 500.

[2] Donders, *Les aliments*, traduction allemande par Bergrath. Crefeld, 1853, p. 24.

cables à l'homme sain, combien plus importantes seront-elles pour les diabétiques, dont les tissus n'offrent plus la même résistance ; ces malades sont plus ou moins exposés, et ont une tendance constante aux états d'inanition. C'est dans ce régime qui doit être adapté aux cas individuels sans être institué par *a priori* (XVI) et qui doit correspondre, en somme, à la nutrition de l'homme sain, que se trouve la garantie, *cæteris paribus*, contre les dangers du diabète sucré, et ils seront éloignés dans la mesure du possible. Les conditions de succès sont basées sur la résorption de ces aliments qui pourra améliorer l'organisme malade ; il n'en sera malheureusement pas ainsi chez un certain nombre de diabétiques, qui présentent des troubles fonctionnels graves du tube digestif [1]. Naturellement, on donnera les aliments sous la forme la plus favorable à l'assimilation.

Il n'est pas douteux que le pain d'aleurone ne remplisse toutes ces conditions, et il peut être un aliment pour les individus sains comme pour les malades. Le Dr CONSTANTINIDI [2], à la suite d'expériences, faites dans le laboratoire de VOIT, sur la digestibilité de l'aleurone de HUNDHAUSEN,

[1] Voyez HIRSCHFELD, *Vorl. Mittheilung über eine besondere klin. Form des Diabetes. Centralbl. f. d. med. Wiss.*, 1890, nos 10 et 11, et *Zeitschr. f. klin. Med.*, 1891, vol. XIX. Il s'agit de cas pathologiques où la résorption des albumines et des graisses est diminuée.

[2] CONSTANTINIDI, *Zeitschr. f. Biologie*, 1887, V, p. 433. Voyez aussi *Egli, Corresp. Bl. f. Schweizer Aerzte*, 1892, no 2, p. 44.

a établi que les substances albuminoïdes de l'aleurone étaient bien digérées par le chien et l'homme, et qu'elles étaient en état de suffire complètement aux besoins d'albumine. Les expériences récentes, de KORNAUTH[1], de Vienne, montrent que le chien absorbe mieux l'aleurone que la viande. A propos de l'absorption du *pain d'aleurone chez l'homme*, KORNAUTH cite quelques recherches faites par le professeur GRUBER, de Vienne; elles montrent l'absorption de ce pain, agréable au goût, et qui est digéré sans fatigue comme sans aucun trouble digestif. Le professeur GRUBER attribue une partie de ces résultats favorables à ce fait que le pain d'aleurone est préparé sans pâte acide.

Tels sont les principes les plus importants des régimes alimentaires dans le diabète sucré. Il faut ajouter quelques mots encore sur les boissons et leur quantité : cette discussion sur la quantité est intéressante, puisque l'exagération de la soif est un des symptômes les plus importants du diabète sucré. La soif, on le sait, est dans un certain rapport avec l'élimination du sucre : plus le sucre est abondant, plus la soif est grande, et inversement. Il y a des médecins qui, aujourd'hui encore, limitent la quantité des boissons. Pour moi, cela ne doit pas être : il ne faut pas que le diabétique souffre de la soif. GRIESINGER (*l. c.*, p. 408) a établi une série de recherches chez un diabétique pour

[1] C. KORNAUTH, *Fütterungsversuche mit Aleuronat. Sond-Abdr. a. d. Österr. landwirthschaftl. Centralblatt.* 5, Heft. Graz, 1892.

répondre à cette question, et savoir s'il fallait conseiller aux diabétiques de satisfaire leur soif ou non. On peut généraliser les résultats qu'il a obtenus. En buvant de l'eau en grande quantité, il y a augmentation des urines et du sucre; mais la modération dans les boissons ne diminue pas le sucre. Une soif intense, qui détermine un malaise général, diminue rapidement la proportion du sucre, mais n'empêche pas la production du sucre, qui s'accumule dans le sang et les tissus. Si l'on cesse de restreindre les liquides, on voit alors le sucre s'éliminer très rapidement et en quantité très considérable. On ne peut faire durer l'état de soif que pendant un temps très court; il est donc impossible de se servir de ce moyen dans le diabète sucré, et on permettra, dans tous les cas, aux malades, de calmer suffisamment leur soif. J'ai insisté (p. 45) sur ce fait que, dans le diabète grave, l'abondance des boissons pouvait intervenir pour sauver la vie des malades, en éliminant les résidus délétères de la nutrition qui s'accumulaient dans les tissus. Cela ne veut pas dire qu'il soit nécessaire de donner habituellement des quantités exagérées de boissons, et cela d'une manière durable, mais le diabétique ne doit ni avoir soif ni avoir faim, tout en conservant une certaine modération dans les aliments (v. p. 58) comme dans les boissons.

Que devra boire le diabétique? La meilleure de toutes les boissons est la bonne eau potable. J'attache une certaine importance aux eaux chargées d'*acide carbonique;* elles répondent pour moi non seulement à une indication de cause, comme je l'exposerai dans la troisième partie, mais elles excitent d'une manière heureuse la muqueuse stomacale, et activent la sécrétion urinaire, plus que l'eau ordinaire, parce qu'elles sont plus rapidement absorbées que cette dernière [1]. Il n'y a rien à objecter contre le *thé* et le *café* du matin, du dîner ou du repas du soir; pourtant le thé contient une grande quantité d'acide oxalique. Mille grammes de thé noir en renferment 3 gr. 75; 1,000 grammes de café 0,127; on peut négliger la petite quantité d'hydrates de carbone du café. Naturellement, on prendra ces boissons *sans sucre* et *sans lait*, parce que le café et le thé non sucrés ont un goût désagréable avec le lait.

J'ai presque constamment remarqué que les malades se déshabituaient facilement du sucre. Le temps est passé pour toujours où PIORRY traitait les diabétiques par le sucre, pour compenser la perte de sucre, et par la diminution des boissons. En Angleterre, on avait essayé cette méthode et on en avait reconnu les inconvénients [2]. La recommandation de KÜLZ, de sucrer le café avec de la *mannite*, ne s'est pas généralisée. Quand les malades se privent si facilement du café et du thé sucré, on peut se passer aussi de la *saccharine* (XVII), qui a été recommandée récemment. Si elle se montre aussi inoffensive qu'on le prétend, elle

[1] H. QUINCKE, *Archiv f. experim. Path.*, VII, p. 101, 1877.
[2] V. GRIESINGER, *l. c.*, p. 403 et suivantes.

tiendra sans aucun doute une grande place dans le régime des diabétiques, s'ils ne peuvent pas supporter la privation du sucre ; mais j'ajouterai que plusieurs diabétiques n'ont pas eu à se louer de la saccharine.

Je ne conseille pas de prendre du *cacao* en place de café ou de thé, pas plus que le *cacao à la saccharine*[1], vanté par plusieurs auteurs pour ses qualités nutritives. J. König[2] s'exprime ainsi à ce sujet : « La substance azotée du cacao est plus indigeste que celle des légumes, mais la graisse du cacao est à peu près complètement digérée. On ne retrouve dans les matières fécales rien ou seulement quelques traces d'amidon, c'est-à-dire des hydrates de carbone qui se transforment en sucre. » Je rappellerai ici que le cacao sacchariné, d'après König[3], contient 20,50 0/0 de substances azotées, 2,09 0/0 de théobromine, 32,25 0/0 de graisse, 13,02 0/0 d'amidon et 13,51 0/0 d'autres substances extractives non azotées. Le cacao renferme aussi 3,52 à 4,5 grammes pour 1 000 d'acide oxalique. On laissera prendre avec quelque avantage des infusions faibles de café chaud ou froid pour calmer la soif des diabétiques, mais il faut toujours agir avec prudence et sous le contrôle médical. Il ne s'agit pas non

[1] V. Wolffberg (*Münster in W.*), *Wiener med. Blätter*, 1888, n° 44.
[2] J. König, *l. c.*, p. 48.
[3] J. König, *l. c.*, p. 1028. Le cacao sacchariné avec 0,4 0/0 de saccharine provenait de Rieck à Hambourg.

plus de quantités immodérées de thé et de café, ce qui ne serait pas sans inconvénients, sans parler de la forte proportion d'acide oxalique [1] déjà mentionnée pour le thé.

Quant à la question si discutée des *alcools* (XVIII), mon avis est de les éviter. L'alcool est un stimulant qui peut être donné dans certains cas aux diabétiques, comme à d'autres malades. Le médecin devra, dans ce cas, indiquer la dose et la forme, comme pour tout autre médicament. Si le diabétique n'a pas besoin de stimulant, on ne lui donnera pas d'alcool; celui-ci est en effet plus désavantageux chez le diabétique que chez l'homme bien portant, parce que ses organes et ses tissus offrent moins de résistance. Je ne me baserai pas sur le fait de savoir si l'alcool augmente ou non momentanément le sucre, pourtant cela devrait entrer en ligne de compte. BOUCHARDAT, au début, faisait un grand usage de l'alcool dans les régimes des diabétiques; plus tard, il en a diminué la quantité (v. p. 20). Les expériences qui ont été faites avec l'alcool ne sont pas favorables. GRIESINGER [2], chez un diabétique, dont la maladie était avancée, a vu l'usage abondant des alcools augmenter la

[1] Voyez A. WINCKLER, *Balneol. Centralbl.*, 1891, nº 7 (oxalurie).

[2] GRIESINGER, *l. c.*, p. 398. Beaucoup d'autres observations ont confirmé ce fait. Voyez aussi les observations contraires de KÜLZ, *l. c.*, p. 166, qui dans douze cas variés par suite de l'âge, de la cause, de la forme, des complications, ou de l'irritabilité du malade, a vu que l'usage journalier d'une bouteille d'un vin fort, non sucré, n'avait pas eu d'inconvénient. Des malades habitués au vin pouvaient en prendre deux et trois fois plus. Voyez aussi POLLATSCHEK, *Wiener med. Woch.*, 1889, nºs 19-21.

quantité de sucre dans les urines; il se produisait aussi chez ce malade des sueurs abondantes et très sucrées. S'il faut stimuler un diabétique par l'alcool, on prendra un bon vin, fort, à doses très modérées. Je ne permets jamais aux diabétiques l'usage de la *bière*.

Avec ce régime, le diabétique vivra comme l'homme sain qui se conforme aux préceptes de l'hygiène, mais la différence consistera dans l'emploi isodynamique correspondant des graisses pour remplacer une grande partie des hydrates de carbone. Le diabétique doit savoir se contenter de ce régime, et il aurait à se repentir, tôt ou tard, des écarts qu'il pourrait faire. Je ne lui fais pas de concessions tant qu'il n'y a pas de conditions particulières, comme par exemple des affections somatiques aiguës, des phénomènes dyspeptiques, une répugnance insurmontable pour les graisses, ce qu'on observe parfois. La surveillance que le malade exerce sur lui-même à propos du régime fait partie du traitement moral si nécessaire dans le diabète. C'est déjà pour cette raison que l'expérience de KÜLZ ne peut me plaire : il permettait aux malades certaines quantités d'aliments contenant du sucre ou de l'amidon, lorsqu'ils étaient assimilés, et ne déterminaient pas une augmentation du sucre, et il les variait, alternativement et par quantités correspondantes (XIX). Ainsi, KÜLZ, chez un diabétique[1] qui assi-

[1] Baron DE LÖHDORF, *l. c.*, p. 50.

milait 100 grammes de pain, donnait comme équivalents : 300 grammes de pommes de terre, 125 grammes de tarte aux fruits, 1 litre et demi de lait doux ou aigre, 60 grammes de sucre en morceaux ou en poudre, en moyenne 400 grammes de fruits de toutes sortes, 1 litre et demi de bière, à l'exclusion du Porter et de l'Ale. Je ne soulèverai pas ici d'autres objections contre ces substitutions d'aliments; elles ne rendent pas l'avenir du diabétique plus agréable, et, quand il doit peser toutes ces choses, le malade devient un homme nerveux et mécontent.

Je suis d'avis qu'il faut aussi rejeter les aliments trop salés ou trop épicés, de même que les aliments[1] contenant de l'acide oxalique, surtout chez les individus qui présentent des symptômes de diathèse urique. On n'autorisera le sel et les épices que dans la mesure où ils sont indispensables au goût.

Les diabétiques doivent vivre d'une manière aussi hygiénique que possible; les soins à donner à la peau jouent un grand rôle. L'*hydrothérapie* doit être employée assez tôt dans le traitement du diabète sucré, comme nous l'avons montré dans la première partie de ce livre. On verra, suivant les cas individuels et la résistance offerte par

[1] Voyez p. 70. On peut citer parmi les substances contenant beaucoup d'acide oxalique : la chicorée, 0,795 0/00 ; le poivre, 3,250 0/00 ; le son de froment, 0,848 0/00 ; oseille, 2,748 ou 3,630 0/00 ; épinards, 1,910 — 3,270 0/00 ; rhubarbe, 2,466 0/00.

les malades, ce que l'on peut faire sous ce rapport. En général, l'eau froide, même dans les cas légers de diabète, est contre-indiquée. CAMPLIN[1] loue beaucoup et à juste titre les lotions à l'eau tiède, suivies de frictions, comme un moyen très efficace ayant rendu service à plus d'un malade. CAMPLIN, il est vrai, en se traitant lui-même, faisait des lotions froides avec de l'eau salée en été, et il prenait des bains chauds en hiver, en les faisant suivre de frictions. Il recommandait particulièrement aussi des vêtements chauds en hiver, un gilet de peau et des semelles de gutta-percha dans les souliers. ROLLO avait déjà prescrit aux diabétiques de porter de la laine directement sur la peau (v. p. 10) ; je partage cette opinion. Je donne la préférence, chez les malades résistants, aux vêtements et aux caleçons en tricot de laine. Pendant la saison froide, peu supportable dans nos climats, il faut protéger les diabétiques d'autant mieux qu'ils offrent moins de résistance et que leur propre température est plus basse. CAMPLIN se trouvait moins bien l'hiver ; ce qui lui réussissait le mieux était le changement d'air et d'occupation : il lui permettait de remplacer assez vite ses cakes au son (v. p. 73) par du pain ordinaire. Rentré dans sa patrie, il pouvait continuer ainsi un certain temps ; puis le retour des symptômes diabétiques l'avertissait de recourir à l'usage des cakes au son. W.-H. DICKINSON[2]

[1] CAMPLIN, *l. c.*, p. 74.
[2] DICKINSON, *l. c.* (*Diabetes*), p. 134.

dit avec raison : « Les diabétiques doivent prendre autant que possible de l'exercice en plein air ; ils retirent de grands avantages en changeant de lieu et se trouvent beaucoup mieux à la campagne qu'à Londres. » Le premier auteur qui ait recommandé aux diabétiques des mouvements actifs est, je crois, HENRY MARSH (v. p. 16) ; mais, sous ce rapport, on n'a pas agi comme on aurait dû le faire. Le régime alimentaire a une grande influence ; mais il peut être complété de la manière la plus favorable, et même remplacé, par une réglementation de la vie, appropriée aux conditions individuelles, en tenant compte de tous les instants dont dispose le malade. Les succès obtenus par la méthode de DÜRING (v. p. 71 et note XX) l'ont montré. L'assimilation de grandes quantités de substances qui produisent du sucre peut s'expliquer par la manière de vivre du malade, par la stimulation de ses fonctions cutanée et pulmonaire, par l'exercice au grand air, etc.

L'alimentation prescrite par DÜRING à ses diabétiques peut, elle aussi, améliorer les symptômes et la diminution de la quantité des aliments peut entraîner celle de l'élimination du sucre. Dans son régime, LAHMANN (XXI) ne parle pas des exercices musculaires ; il prescrit à ses malades un régime purement végétal, auquel est ajouté au repas de midi un peu de viande, si le malade le réclame. Ce régime peut déterminer les résultats que LAHMANN lui-même a appelés relativement bons, à cause de la diminution dans la quantité des vivres. Cet auteur dit avoir vu le sucre tomber de 3,3 à 0,2 0/0 chez un diabétique dès le troisième ou le quatrième jour du traitement. C'est un succès momentané, mais j'ai montré plus haut qu'il ne faut pas attacher d'importance, dans le traitement du diabète sucré, à une diminution rapide et passagère du sucre. Le régime qui est principalement ou exclusivement végétal n'est pas favorable aux diabétiques, parce que les organes du diabétique fonctionnent moins bien et assimilent, sous certaines conditions seulement, les quantités de végétaux nécessaires à la vie et qui sont moins bien utilisés pour l'organisme. Le régime de DÜRING est différent; on donne en effet au minimum 50 grammes d'albumine sous forme d'albumine animale.

Comme on l'a dit, avant DÜRING, les mouvements musculaires actifs et passifs augmentent considérablement l'action et le succès du régime alimentaire. Ces exercices doivent être appropriés à l'état des forces[1]. BOUCHARDAT recommandait « un exercice gradué, en rapport avec les forces ». Ces exercices n'auront, bien entendu, de résultats favorables que sous une direction médicale, et chez

[1] V. p. 22 les préceptes de BOUCHARDAT, TROUSSEAU, JACCOUD, de même KÜLZ, *l. c.*, p. 179. ZIMMER, *Die Muskeln eine Quelle, die Muskelarbeit ein Mittel bei Diabetes*, Carlsbad, 1880; EBSTEIN, *Deutsches ärztl. Vereinsblatt*, mai 1883; FINKLER, *Verh. d. Cong. f. innere Medicin*, p. 190. Wiesbaden, 1886.

les diabétiques robustes et gras. Les conditions les plus favorables se trouvent réalisées dans les Instituts médico-mécaniques où l'on fait suivre un traitement rationnel à l'aide de la gymnastique suédoise, du massage et des mouvements mécaniques, d'après la méthode du Dr ZANDER, de Stockholm. Comme on le sait, il s'agit d'une gymnastique faite par des moyens mécaniques. ZANDER, qui a fondé le premier Institut à Stockholm en 1865, a, suivant NEBEL[1], traité beaucoup de diabétiques. NEBEL[2] s'exprime ainsi sur la méthode et les succès de ZANDER : « ZANDER ne pouvait pas guérir les diabétiques, mais il les améliorait d'une manière très sensible. Au début, la plupart des malades, et surtout ceux qui sont affaiblis, sont soumis à des mouvements passifs et mécaniques. On arrive progressivement aux mouvements plus actifs et qui font développer une plus grande résistance. Plus les mouvements sont actifs, plus l'action musculaire est grande et les avantages importants. Presque toujours les malades sont rapidement guéris de la polyurie, et débarrassés des envies si pénibles d'uriner; parfois l'activité plus grande de la peau, conséquence de ces actions mécaniques, fait obtenir ce résultat dès les premières semaines. Sous l'influence des mouvements, le sucre diminue presque toujours régulièrement, comme la quantité des urines;

[1] NEBEL, *Bewegungscuren*, etc. Wiesbaden, 1889.
[2] NEBEL, *l. c.*, p. 166.

les malades peuvent dormir la nuit, sans être troublés par ce besoin, et se rétablissent. Les malades, qui se relevaient cinq à six fois la nuit, ne le font plus que deux ou trois fois, au bout de quatorze jours de traitement, et, plus tard, une seule fois pour satisfaire au besoin d'uriner. Les secousses se sont montrées très utiles pour combattre les douleurs névralgiques. Les douleurs gastro-intestinales. la paresse des intestins (constipation) sont combattues par les mouvements, de même que la faiblesse du muscle cardiaque. »

Dans ce qui précède on ne dit rien du régime alimentaire. Pour répondre complètement au but souhaité, le régime doit être combiné avec les mouvements musculaires. En *Allemagne* jusqu'ici, autant que j'ai pu le voir, nous n'avons pas d'expérience sur les succès de cette gymnastique mécanique dans le diabète sucré. La présence des Instituts, seulement dans quelques grandes villes, les frais du traitement, rendent l'exécution moins pratique, car celui-ci doit nécessairement durer longtemps. On le remplacera en cherchant à mettre en jeu l'activité musculaire de la manière la plus variée; les résultats seront d'autant plus favorables que les mouvements auront été exécutés en plein air. Nous ne pouvons insister sur les différentes formes de cette activité, ni sur les résultats obtenus par l'un ou l'autre mode. Toutefois, parmi les appareils qui méritent d'être recommandés, nous parlerons de celui du

Dr Gärtner de Vienne, l'*Ergostat*[1]. Les principaux avantages qu'on peut en obtenir sont de faire faire aux masses musculaires du corps un travail aussi étendu que possible; ce travail est proportionné aux forces du malade, il est dosé et contrôlé. On exécute les mouvements la fenêtre ouverte, ou l'hiver, dans une pièce non chauffée. Dans les prospectus, les résultats obtenus à l'aide de l'ergostat chez un goutteux et chez un diabétique sont notés. Un travail de 10,000 kilogrammètres, c'est-à-dire le fait de tourner cinq cents fois une manivelle de 20 kilogrammètres ou plus suivant le chiffre d'unités de kilogrammètres, faisait tomber, au bout de deux jours, le sucre presque à zéro, et, en pratiquant ces exercices tout l'été, on obtenait un bien-être durable, tel qu'il n'avait pas existé depuis longtemps. Dans les cas graves, ces exercices ne seront pas à conseiller; l'exagération du travail musculaire serait nuisible. Il faut toujours agir avec la plus grande prudence, et, si les forces du malade le permettent, on commence par des frictions sèches et un peu de massage de courte durée. Plus le diabétique sera en état de résister et de reprendre peu à peu des forces sous l'influence de ce régime, plus favorable sera le pronostic.

Une grande part revient aussi au *traitement* soi-disant

[1] Dr Gärtner, *Emploi en thérapeutique du travail musculaire; nouvel appareil pour le doser.* (*Allg. Wiener med. Zeitung*, 1887, nos 49 et 50).

psychique, car il faut accoutumer le malade à son régime, et, s'il était incapable de se relever ainsi, c'est qu'il serait sur une bien mauvaise pente. On s'est posé aussi cette question : Est-il nécessaire ou utile que le diabétique connaisse l'affection dont il est atteint, et doit-il être renseigné sur la marche de la maladie ? Des auteurs conseillent de renseigner exactement les malades, et de leur laisser même examiner leurs urines pour leur inspirer une plus grande confiance dans leur régime [1] (XXII).

On ne peut pas répondre d'une manière générale à cette question qui est d'un intérêt plutôt théorique, car les malades apprennent presque toujours le nom de leur affection. Mais je connais aussi des cas où les malades avaient ignoré pendant plusieurs années, et même jusqu'à leur mort, la nature de leur maladie ; l'on avait pu néanmoins les maintenir dans les règles du régime alimentaire, approprié à leur maladie. En tout cas, on ne renseignera le malade sur l'état où il se trouve que de manière à ne pas le décourager, et on s'efforcera de conserver la résistance de son système nerveux. Je trouve mauvais de communiquer aux malades la quantité en sucre de leurs urines, ce qui éveille chez eux des idées inexactes et inutiles sur l'état de la maladie. Le traitement individuel, fait d'une manière adroite, est de la plus haute importance, même au point de vue psychique,

[1] Voyez Gmelin, *Traitement du diabète sucré par les régimes*, thèse de Tübingen, 1884, p. 6, et *Deutsche med. Woch.*, 1884, n°s 43 à 45.

et l'on ne doit négliger aucun des nombreux facteurs qui peuvent entrer en ligne de compte. On facilitera par là l'institution du traitement par les régimes, et d'un grand nombre des mesures nécessaires dans la manière de vivre des diabétiques, et à leur tour ces moyens exerceront une influence bienfaisante directe ou indirecte sur le système nerveux. Il en est de même pour les voyages, le séjour dans des stations climatériques et médicales, bains, etc., qui exercent une certaine influence et favorisent l'action de certains traitements par les eaux; j'y reviendrai d'ailleurs plus loin.

Par le fait qu'il existe dans le diabète sucré des prédispositions très nettes dans les familles, et que l'on voit alterner pendant plusieurs générations des affections graves du système nerveux avec le diabète sucré, une indication ressort pour le médecin de la famille, celle de surveiller les enfants des diabétiques, non pas seulement au point de vue des régimes (p. 36), mais au point de vue de l'éducation physique et intellectuelle, et de la manière de vivre tout entière.

Ces faits étiologiques et le fait d'expérience que les secousses morales rompent l'équilibre psychique, et augmentent souvent d'une manière considérable l'élimination du sucre, sont les causes pour lesquelles on doit considérer et traiter le diabétique comme un nerveux. Comme les autres tissus de l'organisme, son système nerveux est probablement, dès la naissance, moins résistant que chez l'homme sain, et, par une éducation appropriée, on peut modifier cette prédisposition maladive ; si l'on ne réussit pas, du moins obtiendra-t-on des résultats importants. Je me suis souvent posé la question si, dans la production relativement fréquente du diabète sucré, dont l'étiologie, tout en restant obscure, ne peut être attribuée au hasard, on peut faire intervenir ces causes morales, chez les gens mariés, pour expliquer le diabète. Chez le diabétique, il faut éviter autant que possible tous les états d'inanition, soit psychique, soit corporelle, et pour cela il faut utiliser tous les moyens que nous employons chez les neurasthéniques, en ayant soin naturellement d'éviter ce qui pourrait être une cause d'épuisement. Avant tout, le diabétique apprendra à régler sa vie ; il ne peut pas juger des résultats par ceux qu'on obtient chez les diabétiques très malades, amaigris et arrivés à la période de marasme. On ne doit parler des succès de ces règles de régime que chez les diabétiques encore robustes et résistants. Pour le régime alimentaire, comme pour toute la vie du diabétique et pour le traitement psychique, on verra ce que l'on peut faire pour chaque malade. Il ne peut y avoir ici d'*a priori ;* malheureusement, c'est encore ainsi que l'on procède trop généralement dans le traitement des diabétiques.

En terminant ces indications auxquelles les malades doivent conformer leur vie, je dirai encore quelques mots des cures climatériques. Je l'ai déjà dit, le bon effet que les diabétiques en retirent est dû en grande partie à une influence heureuse sur le système nerveux; mais est-ce la seule cause? On a montré que pour les cures climatériques, d'autres causes favorables pouvaient intervenir qui modifiaient la marche du diabète sucré. THOMAS CHRISTIE qui, autant que je puis m'en rendre compte, fut le promoteur de la climatothérapie dans le diabète sucré, a fait ressortir les résultats favorables qu'il obtenait, et qui étaient dus en partie à la température chaude et égale de Ceylan (p. 13). DANCEL[1] a recommandé dans le diabète sucré et dans le diabète insipide, comme le moyen le plus rationnel de stimuler les fonctions de la peau et de diminuer celles du rein, le choix des pays chauds pour y séjourner. Si le diabète sucré est rare à Madère, si sa marche y est plus favorable et ne se complique presque jamais de phtisie[2], nous savons fort bien que les climats chauds n'empêchent pas la production du diabète sucré, et qu'il a été observé dans toutes les régions. Il n'en faut pas moins reconnaître que les climats des pays du Sud ont une influence favorable, sous plusieurs rapports sur la marche du diabète sucré. L'on peut en dire autant du séjour au bord de la mer ou dans les montagnes.

[1] DANCEL, *L'influence des voyages sur l'homme et sur les maladies*, 3e édit., p. 352. Paris, 1858.

[2] MITTERMAIER et J. GOLDSCHMIDT, *Madeira und seine Bedeutung als Heilungsort*, 2 Aufl., p. 224. Leipzig, 1883.

Tout cela réussit, mais aux seuls malades qui ne sont pas trop débilités, et on n'obtiendra de résultats favorables qu'en individualisant et en tenant compte de toutes les conditions mentionnées plus haut, de l'air pur et sans poussières, des mouvements actifs, du repos moral, de l'absence des soucis professionnels, etc.

Après la publication de mon livre sur le diabète sucré, le Dr Hössli [1] de Saint-Moritz (Engadine), qui exerce depuis un certain nombre d'années dans le canton des Grisons, m'a communiqué, à propos de mon hypothèse sur la nature et la cause du diabète sucré, comme nous le verrons dans le chapitre suivant, quelques observations fort intéressantes sur les diabétiques de l'Engadine. En se basant sur ses expériences personnelles et sur celles des auteurs, il fait remarquer que le diabète sucré ne se produit jamais ou rarement chez les habitants des montagnes : les diabétiques qui y séjournent, si même ils ne sont pas toujours atteints de formes légères, éprouvent une action bienfaisante générale, et une amélioration dans les symptômes pathologiques. Hössli attribue au climat élevé des Alpes non seulement une action curative, mais prophylactique sur le diabète sucré, puisqu'elle préserve les habitants. Jaccoud [2]

[1] Lettre du 30 avril 1888.

[2] Jaccoud, *La station médicale de Saint-Moritz*. Paris, 1873, cité par Aug. Husemann, *Die Heilquellen und Bäder von Sanct-Moritz*, page 60.

a parlé de l'importance des bains de Saint-Moritz dans le diabète sucré avec anémie. Hössli leur attribue aussi une importance très grande, non seulement à cause des eaux ferrugineuses, mais à cause du climat élevé. Je reviendrai sur cette question. Les expériences que nous possédons sur l'influence des climats élevés dans le diabète sont peu nombreuses; je puis cependant citer un cas où cette influence a été réelle, mais il faut continuer ces recherches. Il est clair que le séjour dans les Alpes ne peut pas déterminer d'action durable dans l'espace de quelques semaines; et, si l'on est convaincu de l'amélioration persistante pendant la bonne saison, il faut penser à la saison d'hiver. On ne pourra pas essayer de ce moyen ni compter sur le succès dans les cas graves et désespérés, comme cela peut se voir si fréquemment dans la tuberculose. Les frais causés par cette cure ne permettront aussi ce séjour qu'aux diabétiques aisés. En tout cas le confort des hôtels modèles de la Suisse donnera toutes facilités aux malades, et il sera très facile de les soumettre au régime approprié; nulle part, on ne peut être dans de si bonnes conditions d'habitation et de soins, pendant un voyage.

Le traitement thérapeutique et l'emploi des eaux ont une importance moindre que toutes les règles, dont nous venons de parler, à propos de l'alimentation et du mode de vie du diabétique. Je n'ai rien à ajouter à ce que j'ai déjà dit dans mon livre sur le diabète [1], et je n'insisterai pas davantage sur ces questions. Ces pages sont seules consacrées au mode de vie du diabétique. Comme GRIESINGER [2] le dit, ce sont des règles délicates, nécessaires au traitement comme à la conservation de la vie ; elles sont de la plus grande importance et amélioreront la maladie d'une manière très sensible

[1] EBSTEIN, *l. c.*, p. 212 et 219.
[2] GRIESINGER, *l. c.*, p. 411.

CHAPITRE III

JUSTIFICATION THÉORIQUE DES RÈGLES EXPOSÉES DANS LE CHAPITRE PRÉCÉDENT

Les régimes que je fais suivre aux diabétiques sont principalement basés sur l'expérience. Ma théorie du diabète est fondée sur les troubles d'oxydation profonds, dus à certaines conditions pathologiques du protoplasma. C'est la meilleure explication des deux principaux symptômes du diabète sucré : la glycosurie et l'exagération de la destruction de l'albumine (p. 108 à 110). Cette oxydation imparfaite se manifeste par une production moindre d'acide carbonique dans les tissus, sans rapport avec la quantité des aliments pris par le malade (p. 111 à 112). Le diabète de Hofmeister causé par la faim. Le diabète pancréatique (p. 113 à 119). Les liens qui unissent la théorie à la pratique. Le régime, le travail musculaire. Le climat des montagnes. Les médicaments (p. 119 à 129).

Les indications précédentes concernant le traitement du diabète sucré par les régimes, et que je considère comme de la plus haute importance, se sont précisées peu à peu par l'expérience, on l'a vu par l'aperçu historique de notre premier chapitre. Les progrès de la physiologie de la nutrition ont été largement utilisés pour ces régimes alimentaires, et l'emploi de l'albumine végétale est la découverte la plus importante qui ait été faite dans les temps modernes. On a pu faciliter ainsi aux malades les régimes nécessaires qu'ils devaient suivre longtemps, *mutatis mutandis*, sans inconvénients, et les règles de l'alimentation et de la vie des diabétiques, telles que je les ai exposées en détail dans le chapitre précédent, sont les moyens les plus puissants pour combattre les symptômes pathologiques. Elles sont aussi, d'après mon opinion, un traitement de la cause qui répond aux conditions pathologiques sous lesquelles s'est produit le diabète sucré.

Je ne me suis jamais dissimulé les difficultés qui entourent la connaissance du diabète; je sais la nature hypothétique des explications sur cette affection : elles ne vont pas au fonds du problème qui restera encore longtemps sans solution. Quant à moi, je me tiens aux idées que l'expérience clinique et les faits expérimentaux ont fait naître en moi. On a contredit parfois ces idées, mais on ne les a pas réfutées [1]. Pour moi, le diabète sucré est dû à des conditions pathologiques du protoplasma [2], par le fait d'une oxydation anormale, c'est-à-dire qu'il se forme dans les tissus et les viscères une quantité d'acide carbonique, qui *n'est pas en*

[1] EBSTEIN, *Die Zuckerharnruhr, ihre Theorie und Praxis*. Wiesbaden, 1887. On y trouvera les indications nécessaires; j'en ai énuméré quelques-unes dans la note XXIII.

[2] Ceci ne veut pas dire que le noyau de la cellule ne soit pas atteint, lui aussi, directement ou indirectement.

rapport avec la quantité d'aliments pris et assimilés (XXIII). Cette quantité d'acide carbonique est relativement trop minime, elle ne peut régler l'activité des diastases (enzymes), ni empêcher la destruction exagérée de l'albumine qui se produit dans le cours du diabète. Ainsi se comprennent les deux symptômes principaux du diabète. La *glycosurie* des diabétiques peut être expliquée dans son *ensemble* par le fait suivant : la substance glycogène, déposée dans les tissus organiques, peu ou point diffusible, est produite en grande quantité dans le diabète, où elle présente des localisations inhabituelles [1]. Cette substance glycogène a pu être formée aux dépens des hydrates de carbone ou des albumines ; en présence de la grande quantité des enzymes, dont l'action ne se trouve plus réglée, puisque l'acide carbonique est insuffisant, la substance glycogène se transforme en sucre facilement diffusible, et celui-ci pénétrant dans la circulation sanguine s'élimine très rapidement par les urines. On peut expliquer *en partie* aussi la glycosurie par le passage direct du sucre, formé dans l'intestin, dans les sucs de l'organisme.

[1] EBSTEIN, *l. c.* (*Zuckerharnruhr*), p. 136. Dans une expérience faite au laboratoire de ma clinique, le Dr C. SCHULZE a trouvé chez un diabétique (Wenzel), mort de coma le 31 décembre 1891, 0,2 0/0 de glycogène dans le cerveau et 0,03 0/0 dans le foie. Dans les reins (malheureusement on n'a pu avoir que 10 grammes de substance rénale), il existait aussi de la substance glycogène, il n'y en avait pas dans les muscles. Les viscères ont été pris six heures après la mort, et la détermination du glycogène a été faite par la méthode de KülZ (*Zeitschr. f. Biol.*, XXII, p. 191).

Nous pouvons nous représenter de même la cause de la *destruction exagérée de l'albumine corporelle*, produite tôt ou tard, par cette diminution de l'acide carbonique dans les tissus et les viscères. L'acide carbonique transforme en produits insolubles certaines substances albuminoïdes, la globuline du foie et des muscles, organes qui jouent un rôle important dans les modifications pathologiques des échanges nutritifs du diabète sucré. Cet état d'insolubilité donne à la globuline une stabilité plus grande qui, par l'afflux d'oxygène, peut être plus ou moins vite supprimée.

La diminution de la production de l'acide carbonique dans les tissus du diabétique est relative (autrement elle déterminerait très rapidement la mort), c'est-à-dire la production de l'acide carbonique n'est pas en rapport avec l'alimentation exagérée des diabétiques. Cette diminution relative de l'acide carbonique peut, par l'absorption d'une quantité plus grande d'aliments, être l'analogue de ce que l'on observe habituellement chez les individus sains, et cependant, à conditions égales, le diabétique aura produit moins d'acide carbonique. L'expression de cette diminution de l'acide carbonique, c'est-à-dire son élimination moindre, avec une température qui tend à s'abaisser au-dessous de la normale, se manifestera chez le diabétique non traité, alors seulement que la diminution des processus d'oxydation ne sera plus compensée par l'exagération et l'assimilation des aliments, nécessaires aux échanges nutritifs. Il s'agit donc, dans le diabète sucré, d'un ralentissement des processus d'oxydation, d'un arrêt, qui se traduit par une diminution relative dans la quantité d'acide carbonique éliminé. Malgré ce ralentissement, produit dans le protoplasma cellulaire, les échanges nutritifs normaux ne sont pas diminués, comme on pourrait l'admettre d'après les conditions défectueuses où sont les parties azotées et non azotées (glycogène) du protoplasma ; mais les substances constitutives du corps se détruisent en grande quantité, et l'amaigrissement général en résulte malgré l'exagération de l'alimentation. Nous ne savons pas de quelle altération du protoplasma cellulaire il s'agit dans le diabète sucré.

Suivant toute probabilité, ce serait là une altération congénitale : si elle n'est pas trop intense, si certaines conditions favorables se présentent, et que le protoplasma soit ménagé plus ou moins longtemps, toute la vie même, les troubles ne seront pas apparents. Dans d'autres conditions, les troubles plus ou moins intenses mais toujours graves, se produiront tôt ou tard ; en règle générale, ils se montrent d'autant plus vite que la disposition pathologique est plus grande, et que l'on demande davantage au protoplasma appauvri. Habituellement on observe ces troubles à un âge avancé, vers l'époque où se produit la période d'involution, lorsque le protoplasma commence à souffrir dans ses fonctions. Parmi les dispositions pathologiques congénitales héréditaires, celle du diabète sucré est la plus marquée.

L'expérience médicale montre les relations étroites qui existent entre le diabète, l'adiposité et la diathèse urique qui se manifeste par la goutte et les concrétions uriques.

L'état du diabétique est assez semblable à celui d'un homme affamé, avec cette différence que le diabétique, malgré l'énorme quantité d'aliments qu'il prend, a toujours faim, et qu'il maigrit constamment comme l'affamé : « Une alimentation moyenne, dit VOIT [1], qui suffirait à un travailleur robuste, ne suffit pas au diabétique; il continue à perdre avec elle beaucoup de graisse et d'albumine. » Dans l'*état de faim,* outre la consommation de l'albumine et de la graisse du corps, on observe aussi une diminution des *échanges gazeux,* comme chez le diabétique. L'état de faim diminue l'absorption d'oxygène et l'élimination d'*acide carbonique.* Ce fait paraîtrait devoir être objecté contre mon opinion que la diminution relative de l'acide carbonique dans les processus d'oxydation est la cause du diabète sucré; il paraîtrait aussi donner raison à ceux qui considèrent cette modification dans l'importance des échanges gazeux, non pas comme la cause, mais comme le résultat du diabète sucré. Cette objection n'est pas justifiée. On peut, comme Franz HOFMEISTER [2] l'a montré, par une alimentation insuffisante ou la suppression complète

[1] VOIT, *l. c.* (*Physiologie des allg. Stoffwechsels*), p. 225.

[2] FRANZ HOFMEISTER, *Sur le Diabète de la faim. Archiv. für exp. Pathologie und Pharmakologie*, volume XXVI, p. 355, 1890.

des aliments, produire régulièrement chez le chien, dont les échanges nutritifs sont analogues à ceux de l'homme (des états intenses d'inanition, et le marasme physiologique produisent souvent la glycosurie chez l'homme, mais il n'existe pas forcément de sucre dans les urines, d'autres substances s'y trouvent en grande quantité, comme l'acétone et l'acide acétique, qui sont dus à la destruction considérable de l'albumine), mais cela plus facilement chez un animal que chez l'autre, ces troubles de nutrition qui, pour Worm Müller, caractérisent le diabétique et le distinguent de l'homme normal, sous le double rapport quantitatif et qualificatif. Le chien affamé se comporte, pendant une période plus ou moins longue, si on lui fournit une alimentation choisie mais insuffisante, comme un diabétique légèrement atteint. Si on lui donne de l'amidon, on voit apparaître, deux heures après, du sucre dans les urines, autrement il n'y en aurait pas. Cette élimination est due à une assimilation insuffisante du sucre provenant de l'amidon; ce sucre n'est pas résorbé. Ces expériences montrent que, chez le chien, l'état de faim comme la diminution dans la quantité des échanges gazeux, qui en est la conséquence, peuvent être la *cause* d'un trouble de nutrition semblable à celui des formes légères du diabète sucré de l'homme. Ne sera-t-on pas tenté d'admettre que ce trouble chez le chien affamé est produit aussi par les modifications dans les échanges gazeux, comme je le pense pour le diabète de l'homme. Si l'on accepte cette manière de voir, les deux objections qui, pour HOFMEISTER, sont contradictoires avec son interprétation des expériences, n'existent plus ; d'après son interprétation, la forme légère du diabète consiste en une diminution du degré d'assimilation pour le sucre, qui circule dans le sang en plus grande quantité, c'est-à-dire en rapport avec l'alimentation exagérée par suite de l'altération des fonctions qui ont pour but d'assimiler le sucre (*l. c.*, p. 369). *Premièrement*, on comprendra que des oscillations dans l'importance des échanges gazeux, produites sous l'influence du repos et du mouvement, puissent entrer en ligne de compte, et expliquer, chez les diabétiques, les différences peu constantes dans l'élimination par les urines du sucre de raisin qui a pu être consommé. *Deuxièmement*, on comprendra, plus facilement aussi, avec mon hypothèse, que les formes les plus légères du diabète sucré puissent si souvent se transformer, par progression lente, dans les formes graves et les plus graves [1].

La prédisposition du protoplasma altéré peut produire, d'après moi, le diabète sucré des deux manières suivantes : 1° lorsque le protoplasma prédisposé congénitalement est directement atteint, comme cela peut avoir lieu par suite des

[1] Voir EBSTEIN, *l. c.* (*Zuckerharnruhr*), p. 131 et suivantes, à propos de l'objection contre mon hypothèse que la glycosurie se produit avec une si grande rapidité dans ces expériences lorsque l'on donne de l'amidon, et p. 149.

vices d'alimentation ou d'une vie mal réglée ; ou 2° lorsque le protoplasma se trouve sous l'influence pathologique de certains viscères. L'influence du système nerveux sur le développement du diabète est indiscutable. Sans approfondir ici ce sujet comme celui des relations des autres organes avec le diabète sucré (je renverrai, pour ces questions, à mon livre du *Diabète*, p. 180 et suivantes), je tiens cependant à dire quelques mots sur les rapports qui existent entre les *affections du pancréas* et le diabète sucré. Cette question du diabète pancréatique est à l'ordre du jour des discussions. Au sujet de la coïncidence du diabète sucré avec certaines lésions du pancréas, ce qui a conduit à admettre une forme spéciale, le diabète pancréatique, j'ai dit dans mon livre [1], en exposant ces différentes hypothèses : « Je ne nie pas les relations de cause entre le diabète sucré et les lésions du pancréas, mais je les comprends d'une manière autre que les partisans du diabète pancréatique. On n'est pas arrivé à résoudre cette question du diabète pancréatique chez l'homme par l'extirpation du pancréas et la production du diabète sucré chez le chien. MINKOWSKI, qui a publié les expériences faites en commun avec MERING, sur l'extirpation du pancréas, a recommandé récemment encore [2] de ne pas s'appuyer sur les idées théoriques qui pouvaient être déduites de ce diabète

[1] EBSTEIN, *l. c.*, p. 185.
[2] MINKOWSKI, *Berliner klin. Woch.*, 1892, n° 5, 1er février.

expérimental, pour traiter le diabète sucré chez l'homme. MINKOWSKI pense que le diabète expérimental est la suite habituelle de cette opération, lorsque les animaux ont longtemps survécu. DE DOMINICIS [1], de Naples, qui a établi des expériences de même ordre, en dehors de MINKOWSKI et de MERING, a observé, ce qui me paraît d'un intérêt considérable, que la glycosurie n'est pas un résultat *constant* de ces expériences, malgré l'extirpation complète du pancréas; d'autres expérimentateurs, comme DE RENZI, etc., ont confirmé ce fait. Sur trente-trois cas, treize fois la glycosurie n'est pas survenue jusqu'à la mort de l'animal, c'est-à-dire de deux, trois, à huit mois, mais il se produisait un amaigrissement considérable, un état de marasme avec polyphagie, polydypsie, polyurie. La glycosurie, produite chez la plupart des chiens par l'extirpation du pancréas, se montrait plus ou moins vite, mais elle ne devait pas être expliquée, suivant de DOMINICIS [2], par une transformation anormale de la substance glycogène en sucre, parce que, même chez les animaux morts de marasme, on trouvait encore des quantités importantes de glycogène dans le foie. Cette conclusion cependant ne me semble pas

[1] DE DOMINICIS, *Münch. med. Woch.*, 1891, nos 41 et 42. L'auteur a démontré les résultats de ses expériences au début de l'année 1888, avant MINKOWSKI et MERING; la publication est dans le *Giorn. int. delle scienze med.*, 1889, p. 801 (cité dans le *Centralbl. f. klin. Med.*, 1890, XI, p. 144, n° 23.

[2] DE DOMINICIS, *l. c.*, p. 17.

justifiée. Je rappellerai ici que, dans ces expériences, il peut y avoir une production exagérée de glycogène, comme on le voit par certains faits du diabète de l'homme, et cela dans certains organes et dans certaines régions où le glycogène n'existe pas normalement. Dans de tels cas, malgré la glycosurie, on pourrait trouver, même après la mort, des quantités plus ou moins importantes de glycogène dans les organes. Je ne veux pas insister davantage sur ce sujet. Malgré tout l'intérêt scientifique qui s'attache à ces extirpations du *pancréas*, la connaissance de la production du diabète sucré chez l'homme ne s'en est pas trouvée plus avancée, et il faut mettre en doute l'influence spécifique du *pancréas*, surtout depuis que W. Falkenberg [1], de Marbourg, a produit, par l'ablation de la *glande thyroïde*, chez le plus grand nombre des chiens en expérience, un diabète expérimental qui durait plus ou moins longtemps, et était souvent accompagné d'albuminurie. Je n'insisterai pas sur ces questions, pas plus que sur le diabète causé par l'extirpation des *glandes salivaires*. Mais un fait commun ressort de ces expériences : c'est que le diabète sucré, plus ou moins intense, peut être la conséquence, chez le chien, d'une série d'opérations plus ou moins graves.

Revenons au côté pratique. Dans les cas mentionnés tout d'abord, lorsque le diabète est la conséquence d'une altération

[1] W. Falkenberg, *Extirpation de la glande thyroïde. Verhandl. des. X Congresses f. inn. Med.*, p. 502. Wiesbaden, 1891.

directe du protoplasma à prédisposition héréditaire, le traitement peut être rationnel, et s'adresser à la cause qui produisait le diabète sucré. Si ce protoplasma ne présente pas de lésions irrémédiables, le traitement rationnel a des chances de succès ; mais cette méthode de traitement sera toujours difficile à appliquer, à cause de la difficulté de l'homme à accepter les mesures restrictives nécessaires. Si l'altération du protoplasma, cause du diabète, est produite sous l'influence d'un autre organe, autrement dit, si elle est secondaire, cette altération aura une importance purement symptomatique, et persistera tant qu'on n'aura pas porté remède à l'action pathologique de ces organes, du système nerveux, par exemple. Le traitement psychique dont nous avons parlé aura dans ces cas une grande importance. Malheureusement, nos connaissances sur les relations du diabète avec les lésions de différents organes sont rudimentaires, et ne peuvent aider que fort peu à la solution des questions thérapeutiques. Pour chaque cas de diabète sucré, on tiendra compte naturellement des conditions individuelles à ces divers points de vue.

Si l'on compare mon hypothèse sur la cause du diabète sucré avec les indications qui en découlent pour le traitement et les régimes que j'ai exposés, on voit tout d'abord qu'il faut instituer le traitement aussitôt que possible, et le continuer longtemps, sans exclure certaines modifications qui pourront être apportées d'après les circonstances.

Les difficultés principales ont été exposées ; elles consistent dans la longue durée de ces régimes appropriés, parce que le malade n'a pas toujours l'énergie nécessaire pour s'y soumettre. Le régime ne doit être appliqué que progressivement dans les formes graves du diabète, où, malgré l'absence d'aliments contenant des hydrates de carbone, de grandes quantités de sucre, d'albumine ou de produits anormaux de destruction, comme l'acétone et l'acide acétique, sont éliminées par les urines, et lorsqu'il existe des troubles profonds dans la nutrition générale ou des lésions d'organes, indispensables à la vie. Chez ces malades, il faut craindre d'instituer brusquement le régime exclusif de la viande ou par les albumines à cause des dangers dont nous avons parlé. L'expérience montre, de plus, qu'on n'obtient pas d'avantages durables en procédant ainsi. Au contraire, en modifiant l'alimentation avec lenteur et prudence, on peut prolonger, pendant des années, la vie des diabétiques à forme grave. Je ne partage pas l'opinion de DUJARDIN-BEAUMETZ[1] qui n'attache aucune importance à la manière de vivre des malades pour la marche du diabète grave, et qui leur laisse prendre ce qu'ils veulent. Je comprends qu'après un grand nombre d'insuccès on arrive à ce scepticisme, et en tout cas les malades se trouveront mieux de cette méthode que si on les soumettait au régime exclusif de la viande.

[1] DUJARDIN-BEAUMETZ, *Société de thérapeutique*, 11 mars 1891, et *Progrès médical*, 1891, n° 11.

Dans les formes légères, chez les diabétiques dont le sucre disparaît complètement ou presque complètement après la suppression des hydrates de carbone, et qui n'ont ni albumine ni produits anormaux de destruction, lorsque l'estomac et les intestins fonctionnent régulièrement, que l'assimilation est satisfaisante et qu'il n'existe pas de complications, on devra prescrire rapidement et rigoureusement certaines règles nécessaires du régime comme la suppression complète du sucre, des pommes de terre, des aliments riches en amidon et aussi de la bière ; mais le régime composé exclusivement de viande, s'il n'était pas absolument nuisible, n'aurait cependant pas de conséquences favorables, et, tout en ne pouvant être supporté que fort peu de temps, il déterminerait assez vite la tendance à la destruction des albumines. Il ne faut rien craindre autant que le régime qui peut conduire à l'inanition, et il faut éviter aussi la trop grande quantité des aliments. Nous avons vu qu'avec le régime animal non seulement les muscles et la graisse du malade diminuaient, mais que l'inanition elle-même favorisait le développement du diabète, comme il est possible de le produire expérimentalement chez le chien par la diminution ou la suppression totale des aliments. Le régime rigoureux par les albumines et la graisse, s'il pouvait être suivi longtemps, devrait être considéré comme l'idéal pour la nutriti[illegible]s diabétiques. Nous ne sommes plus aujourd'hui réduit[illegible] l'usage de l'albumine animale depuis que Hundhausen a pu fabriquer de l'albumine végétale à bon marché et sous une forme agréable. L'alimentation en général, et particulièrement celle des diabétiques, s'est trouvée grandement facilitée par cette découverte (p. 83 et annotation XV).

Chez les diabétiques, les graisses sont un aliment indispensable ; elles permettent d'épargner l'albumine et répondent, presque seules parmi les aliments non azotés, aux besoins de l'oxydation profonde, c'est-à-dire à la production de l'acide carbonique dans les tissus. D'après mon opinion, les graisses, en réglant l'action des diastases (enzymes), empêchent la substance glycogène des tissus et des organes d'être transformée prématurément chez le diabétique dans des variétés de sucre facilement diffusibles. A propos de cette explication de l'action d'épargne pour les albumines, exercée par les aliments non azotés dans l'organisme sain, ce qui est plutôt le fait des hydrates de carbone que des graisses, je voudrais insister sur ce point, c'est que cette action est probablement due à une même cause, à la formation suffisante de l'acide carbonique dans l'oxydation des tissus. La théorie de la nature du diabète sucré est simple; elle considère que le trouble d'oxydation est dû au caractère pathologique du protoplasma. Les hydrates de carbone sont les premiers atteints, dans l'organisme: on tâchera donc, en donnant des graisses en abondance, de combattre autant qu'il sera possible, les dangers qui en résultent pour l'oxydation. Un régime purement albumineux remplirait mal ce but, et, comme nous l'avons vu, il pourrait, dans les formes graves, présenter les plus grands inconvénients. Nous augmenterons donc avec la plus grande prudence les albumines, et nous prolongerons la vie des malades en leur appliquant les mesures exposées à la page 44. Dans les formes légères, les conditions sont autres, et la grande quantité d'albumine, parfois même plus grande que cela ne serait nécessaire, a pour but de conserver autant que possible le malade dans son état ; elle n'offre aucun danger, mais présente au contraire toutes sortes d'avantages.

A propos de cette oxydation profonde des tissus dont l'amélioration est pour moi de la plus grande importance pour le traitement des diabétiques, on remarquera que Rubner, dans ses recherches sur la respiration chez le chien, a dit que les aliments albumineux augmentaient beaucoup plus la production de l'acide carbonique que tout autre aliment. Fick [1] a confirmé cette opinion. Son hypothèse reste encore à prouver par des expériences comparatives sur l'augmentation de l'élimination de l'acide carbonique dans l'alimentation albuminée et non albuminée, ce qui n'a pas été possible à cause de l'insuffisance de la méthode qu'il a employée (annotation XXIII). Il résulte de

[1] A. Fick, *Die Zersetzungen der Nahrungseiweisses im Thierkörper, Sitzber Würzb. phys. med. Gesell.*, 1890, XV, 21 décembre 1889.

ces réflexions qu'il faut augmenter autant que possible les albumines, lorsque les diabétiques les supportent.

Dans les formes légères, il faut encore considérer si l'emploi des hydrates de carbone peut être autorisé et dans quelle proportion. Ces hydrates de carbone, tout en ne répondant pas, ou du moins fort incomplètement, aux besoins de l'oxydation des tissus, ne peuvent cependant pas être supprimés trop longtemps pour les motifs déjà exposés. Si l'on introduit une certaine quantité d'hydrates de carbone dans l'alimentation des diabétiques, le sucre qui avait complètement disparu peut, dans certains cas, se reproduire, tandis que dans d'autres cas les hydrates de carbone permis sont assimilés. Dans le premier cas, l'inconvénient n'est pas considérable, surtout si nous pensons arriver à offrir au diabétique un régime qu'il pourra conserver toute sa vie.

Nous avons décrit, page 97, les exercices musculaires, possibles chez ces diabétiques, et qui pourraient être faits progressivement. Ils sont un correctif de plus en plus éprouvé dans la pratique, et permettent l'assimilation d'une quantité d'hydrates de carbone plus ou moins grande. L'usage d'une telle quantité d'hydrates de carbone est alors irréprochable; si une petite partie des hydrates de carbone n'est pas assimilée, les désavantages qui en résultent pour le diabétique sont au nombre des plus minimes de ceux qui le menacent par le fait de son organisation défectueuse. On sera toujours très prudent en autorisant les hydrates de carbone, et on limitera leur quantité d'une manière importante, comme je l'ai indiqué. L'influence favorable d'un régime approprié est facile à comprendre, il améliore et facilite l'oxydation. Les succès obtenus par les exercices musculaires se trouvent, pour moi, expliqués facilement aussi chez les diabétiques capables de se traiter ainsi, par ce fait que la production de l'acide carbonique augmente dans le muscle actif, suivant son degré d'activité. On sait que ce travail musculaire est la source la plus importante de la production de l'acide carbonique dans l'organisme animal. Cette oxydation profonde améliorée par l'augmentation relative de l'acide carbonique dans les tissus, qui se rapprochera des conditions normales, sera le meilleur moyen curatif des symptômes et de la cause dans le traitement du diabète sucré.

Hössli pense que l'on peut expliquer de la même manière que moi l'influence favorable du climat des Alpes dans le diabète sucré, influence curative et prophylactique (v. plus haut, p. 105). « De toutes les actions, dit Hössli, que le climat élevé [1] exerce sur l'organisme, il n'y

[1] Je rapporterai ici les observations suivantes qui confirment cette opinion de Hössli. Mermod (*Nouvelles recherches physiologiques sur l'influence de la dépression atmosphérique sur l'habitant des montagnes*, thèse de Strasbourg, 1877) a trouvé que la quantité absolue et relative de l'acide carbonique éliminé par les poumons est plus grande dans les régions élevées ; la fréquence de la respiration n'est pas modifiée

en a pas de plus sûre que l'élimination de l'acide carbonique qui est constamment augmentée. » Donc l'homme produit ici plus d'acide carbonique. Hössli ajoute : « Il paraît établi que l'élimination de l'eau par la peau et les poumons à une hauteur de 6,000 pieds au-dessus de la mer paraît très facilitée [1], et on doit penser que cette influence du climat est très importante pour le diabétique. »

et le poids de l'air inspiré est moindre (*l. c.*, p. 26). — Marcet (*Proceedings of the royal Soc.* Londres, 1879. Cité par Weber *Climatotherapie*, dans *Ziemssen's Handb. d. allg. Therapie*, II. Leipzig, 1880, p. 134) s'exprime ainsi : « Dans les Alpes, l'acide carbonique est éliminé en excès ; cet excès est de 15 0/0 à une hauteur de 4,000 mètres au-dessus du lac de Genève, qui est à environ 380 mètres d'altitude. La différence était plus considérable dans les Alpes qu'entre les hauteurs de Ténériffe (3,400 mètres) et le bord de la mer, où l'excès d'acide carbonique était seulement de 1,2 0/0. Marcet attribue les différences entre ses observations faites en Suisse et celles de Ténériffe, à ce que dans les îles Canaries, la température est fort élevée, et la chaleur paraît augmenter l'élimination de l'acide carbonique. Veraguth (*Le Climat de la Haute-Engadine*, thèse de Paris, 1887) concluait de ses expériences que la quantité absolue de l'acide carbonique éliminé était constamment plus élevée dans l'Engadine qu'en plaine. — L'élimination de l'acide carbonique augmente ainsi que la production de chaleur par l'usage des bains de mer ; mais la courte durée des bains de mer ne permet pas de tenir compte de cette influence pour le diabète.

[1] Husemann, à propos de la sécheresse de l'atmosphère de la Haute-Engadine, a rapporté, entre autres exemples (*l. c.*, p. 26), la méthode singulière de laisser sécher à l'air libre, pour les conserver, certaines viandes faiblement salées, au lieu de les fumer : « Il est certain, dit Husemann, que l'air se trouve à un état de grande sécheresse à l'époque où les baigneurs se tiennent à l'air libre dans ces endroits. » Hössli pense aussi que l'air froid et sec de la Haute-Engadine préserve beaucoup plus des refroidissements que celui des climats moins élevés.

J'ai cité les remarques de Hössli, tout en faisant des réserves, parce que j'espère que ces recherches sur l'influence des climats de montagnes sur l'organisme humain seront continuées et utilisées pour d'autres affections. Il y a encore bien des points incertains et discutés [1]. S'il est exact que les climats élevés de la Haute-Engadine produisent une exagération de l'acide carbonique dans les tissus, cela répondrait, avec le travail musculaire, directement au but de l'oxydation profonde et à l'indication de cause qui, d'après mon hypothèse, est si importante pour le traitement du diabète sucré; dans les deux cas, l'acide carbonique, produit à l'état naissant dans les tissus, pourrait exercer son influence sur les modifications pathologiques des échanges nutritifs. Il en est différemment des autres manières de faire prendre l'acide carbonique et de le faire pénétrer dans les tissus ; on ne peut en attendre de résultats favorables. Pourtant l'insuccès de mesures insuffisantes ne doit pas être objecté, comme on l'a fait, contre mon hypothèse.

On devra toujours faire quelques tentatives thérapeutiques à la condition de ne pas nuire aux malades, et l'on pourra recommander l'usage des eaux chargées de gaz

[1] Veraguth (*l. c.*, p. 127) : Si les combustions organiques se trouvent en général plus intenses dans les climats de montagnes, on ne doit pas en tirer de conséquences sur les dérivés de ces combustions, ni sur la cause de l'exagération dans l'élimination de l'acide carbonique.

carbonique. Les agents d'oxydation, utilisés en thérapeutique, ne peuvent pas augmenter les oxydations profondes, parce qu'ils n'agissent qu'au lieu[1] d'application ; ils ne peuvent pas être utilisés à l'intérieur dans le diabète, et ceux qu'on a essayés n'ont pas eu de résultats favorables. L'on doit cependant admettre que d'autres moyens pourront améliorer les symptômes du diabète. Les remèdes auxquels on a attribué une certaine importance, comme l'opium et les préparations salicylées, n'ont pas d'influence sur l'oxydation des tissus, mais on leur attribue une action d'arrêt sur les échanges nutritifs, et Albert Robin compte aussi parmi eux l'*antipyrine*. Cette opinion paraît être diamétralement opposée ; cependant, d'après ma manière d'envisager le diabète sucré, on peut comprendre ces deux points de vue, si discutés en France, et leurs indications thérapeutiques. Tandis que Bouchard[2] considère le diabète sucré comme une maladie causée par le ralentissement des échanges nutritifs, avec transformation incomplète du sucre, cette opinion est contredite par Lécorché[3], et A. Robin[4] pense qu'il s'agit d'une suractivité de la nutri-

[1] Schmiedeberg, *Grundriss der Arzneimittellehre*, 1883, p. 139.

[2] Bouchard, *Maladies par ralentissement de la nutrition*, 2e édition. Paris, 1885.

[3] Lécorché, *Diabète sucré chez la femme*, p. 154 à 161. Paris, 1886.

[4] A. Robin, *Traitement du diabète*, *Bull. de l'Acad. de médecine* (28 mai 1889), volume XXI, p. 777, et le *Diabète*, *Phys. path. et thérap.* Paris, 1889.

tion. Pour moi, il existe dans le diabète sucré un ralentissement de la nutrition ou un défaut d'oxydation, avec une transformation incomplète du sucre et une exagération de la nutrition ou du processus de destruction, comme je l'ai dit p. 109, avec transformation incomplète du sucre et augmentation de la destruction d'albumine. Les indications thérapeutiques se trouvent dans ces deux hypothèses. Plus il sera possible de rendre normaux les processus d'oxydation des tissus, en augmentant la formation de l'acide carbonique (ceci est conforme à la première opinion), moins il sera nécessaire de recourir à des médicaments pour diminuer les échanges nutritifs ; et les médicaments peuvent tout au plus combattre ou améliorer un trouble secondaire.

SUPPLÉMENT

ANNOTATIONS

I

NOTE SUR LA FRÉQUENCE DU DIABÈTE SUCRÉ A NOTRE ÉPOQUE

(Voir p. 3)

Il ne peut être question dans ce livre de statistique, et les matériaux manquent pour prouver, ce que je considère vraisemblable, que le diabète sucré est devenu plus fréquent dans les classes aisées. Le tableau suivant n'est pas sans présenter quelque intérêt; il montre le nombre des diabétiques traités depuis les trois dernières années dans les Cliniques et les Polycliniques de Prusse. Les nombres sont pris dans le *Preussisch. klin. Jahrbuch de Guttstadt*.

Années	Berlin[1]	Bonn	Breslau	Göttingen	Greifswald	Halle	Kiel	Königsberg	Marburg	Total des diabétiques	Total de tous les malades traités
1887-88	18	8	4	7	»	5	2	4	1	49	34,494
1888-89	15	4	8	10	1	3	2	5	3	53	39,973
1889-90	»	11	5	7	1	8	»	6	1	39	41,470
TOTAL.	33	23	17	24	2	18	4	15	5	141	135,947
1887-88	»	2	2	11	4	6	10	15	1	51	7,919
1888-89	12	1	5	10	»	4	8	9	4	53	11,965
1889-90	13	2	2	10	1	3	2	20	2	55	11,316
TOTAL.	25	5	9	31	5	13	20	44	7	139	31,230

Dans les Polycliniques (1re partie) et dans les Cliniques médicales (2e partie) de l'Université de Berlin.

[1] Dans les cliniques médicales de l'hôpital de la Charité, à Berlin, on a observé :

en 1874	sur 3,268 malades internes	9 diabétiques	1 : 363
en 1875	— 3,076	— 7	—	1 : 439
en 1888-89	— 3,605	— 12	—	1 : 300
en 1889-90	— 5,239	— 13	—	1 : 402

On voit que, pendant les trois dernières années, dans les Polycliniques, il y avait 1 diabétique sur 964 malades, et dans les Cliniques 1 sur 209. Cette dernière proportion est la même dans les *St-George's Hosp. Reports :*

En 1869	sur 1625	malades	11	diabétiques.
En 1870	— 1397	—	6	—
En 1871	— 1644	—	7	—

c'est-à-dire, en trois ans, 24 diabétiques sur 4,656 malades, soit une proportion de 1 : 194. Comme contraste j'ajouterai qu'à la station médicale de l'hôpital d'Eppendorf-Hambourg, en 1889, on n'a traité que quatre diabétiques sur 7,710 malades, soit 1 : 1927 (*Jahrb. der Hamburger Staatskrankenanstalten*, I, Leipzig, 1890).

II

SUÇRUTA, SUR LE DIABÈTE SUCRÉ

(Voir p. 5)

SUÇRUTA (au VIIe siècle environ), dans le VIe chapitre du *Nidânasthâna*, considère comme la cause de toutes les maladies urinaires une utilisation défectueuse « du vent, de la bile et du mucus » dans le corps, due au sommeil pendant le jour, à l'insuffisance de mouvement, à la paresse, à l'usage immodéré des boissons et des aliments sucrés, gras et froids. Chacune de ces trois causes peut produire différentes maladies urinaires. Les deux dernières causes, qui déterminent les maladies urinaires, présentent ceci de commun, dans les symptômes du début, avec les maladies urinaires produites par le vent : brûlure de la plante des pieds et de la paume des mains, obésité, mucosité ou viscosité, pesanteur des membres, *urine claire et semblable au miel*, fatigue, soif, haleine mauvaise, production de dépôts dans le cou, dans la gorge, sur la langue et les dents, enchevêtrement des cheveux, croissance exagérée des ongles. SUÇRUTA attribue à toutes les maladies urinaires un symptôme caractéristique, urine trouble avec formation de bulles. A propos des maladies urinaires causées par le vent, SUÇRUTA décrit quatre variétés, d'après la composition différente des urines. Dans la *première*, l'urine est comme du beurre liquéfié; dans la *seconde*, elle est comme de la graisse; dans la *troisième*, *elle a la couleur et le goût du miel;* dans la *quatrième*, l'urine éliminée en très grande quantité ressemble à celle de l'éléphant en rut. Dans toutes les maladies urinaires, causées par le vent, les douleurs consistent en crampes cardiaques, agitation, insomnie, raideur, tremblement, douleurs lancinantes, coliques et constipation. Suçruta insiste particulièrement sur l'incurabilité des maladies urinaires causées par le vent. Il dit des malades, dont les urines sont comme le miel, qu'ils ressemblent à un homme qui désire, au lieu de marcher, se tenir debout; au lieu de se tenir debout, s'asseoir; au lieu de s'asseoir, se coucher; au lieu de se coucher, dormir. Pour Suçruta toutes les maladies urinaires sans exception, chez un homme qui ne ferait rien pour les combattre, deviendraient avec le temps une maladie « mielleuse » et seraient incurables. Dans le chapitre II du *Cikitsásthána*, où il s'agit de la guérison des maladies urinaires, Suçruta dit que ces maladies sont tantôt héréditaires, tantôt acquises par un genre de vie qui n'est pas sain. Les malades de la première catégorie sont des gens maigres, mangeant peu, ayant toujours soif et qui veulent toujours courir, tandis que ceux de la dernière catégorie sont gras et forts, mangent beaucoup, aiment s'asseoir, se coucher et dormir; il ajoute que les affections dues au vent sont incurables. Pour améliorer la maladie lorsque l'urine est mielleuse, SUÇRUTA recommande une *décoction de cachou* et de *noix d'Arec.* Dans le *Samhitâ* du *Caraka* (au VIe siècle environ), on trouve les mêmes idées sur les affections urinaires et sur l'urine sucrée que dans SUÇRUTA.

Je dois cette traduction du texte original hindou à l'obligeance de mon collègue M. F. KIELHORN, Professeur de Sanscrit à l'École supérieure de Göttingen.

III

GÉNÉRALITÉS DE BOUCHARDAT SUR L'ALIMENTATION DES DIABÉTIQUES

(Voir p. 19)

BOUCHARDAT[1] formule les règles suivantes :

Manger lentement et avec modération ; diviser le plus possible les aliments et bien mastiquer.

Si la quantité des urines des vingt-quatre heures dépasse un litre et demi, il faut boire aussi peu que possible et prendre peu d'aliments liquides comme les bouillons, les soupes et les consommés.

Boire peu à la fois, se rincer la bouche avec de l'eau glacée.

Pour combattre la soif, Bouchardat recommande, entre autres, de mastiquer lentement quelques grains de café grillé.

Deux repas sont préférables à trois ou quatre par jour : le premier à dix heures, le second à six heures.

Il faut éviter de se reposer ou de dormir après le repas, une bonne promenade est à conseiller.

Il faut se coucher quatre à cinq heures après le dernier repas.

[1] BOUCHARDAT, *De la Glycosurie*. Paris, 1875, p. 184.

Suppression du tabac ou usage très modéré.

Contrairement à ce « régime sec », BOUCHARDAT a recommandé d'autres règles [1] qui semblent contradictoires. Il donne en vingt-quatre heures un litre de vin chez l'homme et un demi-litre chez la femme; il permet de couper le vin avec de l'eau de Vals (source Saint-Jean) ; il pense que le vin est utile pour stimuler les forces du malade, et il n'en diminue la quantité que si les forces sont revenues, sous l'influence du régime et des exercices musculaires progressifs.

Ce serait une cruauté inutile que de laisser les diabétiques souffrir de la soif, et souvent la suppression des liquides ne diminue pas le sucre.

[1] BOUCHARDAT, *l. c.*, p. 201.

IV

RÉGIMES DE PAVY ET DE SEEGEN

(Voir p. 21 et 22)

PAVY[1]	SEEGEN[2]
Autorise la viande de boucherie quelconque à l'exception du foie, le jambon, le lard, etc., la viande fumée, salée, séchée ou marinée, la volaille et le gibier.	Donne aux malades, suivant leurs besoins, des viandes de toutes sortes, viande fumée, jambon, langue, lard.
Poissons de toutes sortes (salés ou marinés).	Poissons de toutes sortes, huîtres, moules, écrevisses, homards.
Soupes à la viande sans autres ingrédients, biftecks, consommés, œufs préparés de n'importe quelle manière.	
Fromage, fromage à la crème.	Fromage.
Beurre, crème, lait (en petite quantité).	Beurre, crème.
Légumes verts, épinards, cresson de fontaine, moutarde et cresson, laitue verte, céleri, radis en petite quantité, gelée (épicée mais non sucrée), blanc manger avec de la crème mais sans lait. Dans la préparation de ces gelées blanches, à part les amandes, la corne de cerf, etc., on emploie du sucre, mais qui sera supprimé chez les diabétiques.	Épinards, salade cuite, salade d'endives, concombres, asperges vertes, cresson, oseille, artichauts, quantité modérée de choux-fleurs, carottes, navets, choux blancs, haricots verts, fraises, groseilles, framboises, oranges, amandes.

[1] PAVY, *Untersuchung. über Diabetes mell.*, trad. par LANGENBECK, p. 152. Göttingen, 1884.

[2] SEEGEN, *Diabetes mell.*, p. 174, 2e édit. Berlin, 1875.

Œufs en crème, sans sucre. Noix et fruits à amande (en petite quantité).	Noix.
Pain aux amandes, au son et au gluten, pour remplacer le pain ordinaire.	Pain en très petite quantité, et sur l'ordonnance du médecin.
Thé, café, cacao, Sherry sec, vins de Bordeaux, cognac et spiritueux non sucrés, eau de Seltz, Burton-ale amer (en petite quantité).	Eau, eau de Seltz, thé, café, tous les vins non sucrés et peu alcoolisés. En très petite quantité, lait, cognac, bière amère, lait d'amandes non sucré, limonade sans sucre.

SEEGEN [1] a complété plus tard son *régime*. Il conseille l'alimentation surtout composée *de viandes et de graisse*, en recommandant toutefois de s'abstenir de trop grandes quantités de viande et d'œufs; le diabétique n'a pas besoin de plus de viande que l'homme sain. SEEGEN dit que l'on peut recourir à l'alimentation exclusive par la viande : 1° lorsqu'il s'agit d'établir si le diabète appartient à la forme légère ou à la forme grave. Pour les causes exposées plus haut (p. 47), le lecteur verra que je considère cette expérience comme dangereuse dans les cas graves. SEEGEN ne trouve aucune raison de modifier le régime de la viande dans cette forme; 2° lorsque, chez un diabétique, les plaies n'arrivent pas à la guérison, lorsque la gangrène se produit ou qu'une intervention chirurgicale est nécessaire. Je

[1] SEEGEN, *Verhandl. d. X intern. Congresses*, II, Abth. VI, p. 91. Berlin, 1891.

ne peux pas considérer cette indication comme générale, d'après mon expérience.

A côté de l'alimentation par la *viande* ou la *graisse*, l'usage des *légumes verts, ad libitum*, et des *fruits* en quantité modérée, peut être autorisé. Je remarquerai ici (voir aussi p. 70) que je considère les légumes aqueux comme fort importants dans l'alimentation des diabétiques, à cause de la facilité avec laquelle on peut y incorporer de la graisse, mais il faut éviter toute exagération.

Seegen considère le *pain* comme indispensable à cause de la durée du régime; il autorise 40 à 60 grammes par jour. Il défend le pain de gluten ; mais le pain d'aleurone n'était pas encore connu, et ses objections ne peuvent s'y appliquer (v. p. 83 et note XV).

Seegen autorise le *vin blanc* ou le *vin rouge non sucré ;* la bière doit être prise en quantité modérée, jusqu'à un demi-litre (voir mon opinion, p. 92, et l'annotation XVIII).

V

LE RÉGIME DE DICKINSON

(Voir p. 23)

W.-H. DICKINSON (*Diabète*, Londres, 1877, p. 131) distingue, comme PAVY, SEEGEN et autres, les aliments permis et ceux qui sont défendus, sans indiquer les quantités.

Son régime est le suivant :

RÉGIME RIGOUREUX DES DIABÉTIQUES

ALIMENTS PERMIS

N'importe quelle variété de viande fraîche, en quantité abondante et sans exception.

La viande conservée, salée, fumée, préparée de n'importe quelle manière, mais sans sucre, ni miel.

Gibier et volaille de toutes sortes.

Poissons frais ou conservés de toutes sortes.

Soupes de toutes sortes, mais sans farine et sans addition de légumes défendus.

Gelées non sucrées ou substances gélatineuses.

Graisse liquide ou solide. Beurre. Fromage, fromage à la crème et fromage blanc, crème.

Légumes verts et cuits, choux pommés, chou-fleur, épinards, brocolis, choux de Bruxelles, chou-rave. Les haricots français, les pointes d'asperges. Les légumes herbacés non cuits, laitue, cresson de fontaine, moutarde et cresson.

Gluten et pain de gluten. Farine de son et pain de son. Farine d'amandes et pain d'amandes.

Amandes, noix, noisettes, avelines, noix d'Amérique et noix de coco.

Epices. Glycérine.

BOISSONS PERMISES

Eau, eau de Seltz, eau de Seltz naturelle, et toutes les eaux minérales.

Thé, café et cacao (nibs).

Tous les spiritueux non sucrés, cognac, whisky, gin allemand, hollandais non sucré, le rhum et le claret.

Le vin de Bourgogne rouge et blanc, Chablis. Le vin de Graves. Les vins de Moselle (*Hock and still Moselles*). Cherry (*The driest pale*). L'Amontillado ou le vin de Porto.

ALIMENTS DÉFENDUS

Sucre, sirop, miel.

Farine et pain. Macaroni et nouilles. Farine de maïs, arrowroot, sagou, tapioca, avoine, orge, pommes de terre.

Betteraves, panais, carottes, raves, radis, oignons et toutes les racines, en général; céleri, chou marin et rhubarbe. Pois et haricots; châtaignes.

Tous les fruits sucrés et conservés.

Le lait, le petit-lait, le lait écrémé (*skimmed milk*). Chocolat.

Toutes les bières.

Cidre, Champagne et tous les vins mousseux, Porto, Madère et tous les vins sucrés. Cherry, sauf le Cherry sec.

Les liqueurs sucrées.

RÉGIME MODIFIÉ

ALIMENTS PERMIS. — Pain grillé. Chou marin et céleri.

BOISSONS. — Outre le tableau précédent : Ale amer. Lait.

VI

DANGERS DE MODIFIER BRUSQUEMENT LE RÉGIME CHEZ LES DIABÉTIQUES

(Voir p. 55)

La littérature médicale donne peu d'indications sur le temps qu'il faut mettre pour modifier le régime, lorsque le diabète est reconnu. Habituellement le régime prescrit par le médecin est appliqué en *une fois* et le changement d'alimentation est brusque. Pour confirmer le diagnostic, on introduit presque toujours un régime animal pendant un certain temps, et l'on supprime tous les hydrates de carbone pour reconnaître les formes grave et légère du diabète. Longtemps j'ai agi de même; aujourd'hui, j'ai changé d'opinion comme on l'a vu pages 43 et 55. Il faut déterminer pour chaque cas la rapidité et le degré dans cette suppression des hydrates de carbone. On peut dire d'une manière générale que l'on procédera d'autant plus vite que le diabète est plus léger, c'est-à-dire que le malade assimile mieux les hydrates de carbone. Je dois faire remarquer cependant que j'agis toujours avec une grande prudence, parce que les diabétiques qui réagissent vite, lorsqu'on supprime les hydrates de carbone, c'est-à-dire qui n'éliminent plus de sucre dans les urines, sont incapables de bien supporter de grandes quantités d'albumine, et il faut prévoir les cas où l'acide acétique, l'acétone se montrent dans les urines. Même dans les cas légers où le régime ne donne pas au début la réaction de l'acide acétique et de l'acétone, il faut continuer à les rechercher dans les urines. C'est aussi un fait connu que les diabétiques, chez lesquels de légères fautes de régime déterminent des troubles digestifs, supportent mal les modifications profondes et brusques du régime, qui non seulement ont une action nuisible sur la digestion, mais aussi sur l'état général. Les éleveurs savent qu'il faut toujours une certaine régularité dans l'alimentation des animaux, et qu'il faut aussi suivre cette règle dans le choix des aliments. Autant que possible on évite le changement de nourriture toujours nuisible et qui a pour résultat une diminution de la productivité chez les animaux, quelquefois, il est vrai, passagère, et cela malgré une quantité d'aliments égale à celle qui était donnée auparavant [1]. Ceci montre comme il faut être prudent chez les diabétiques qui ont besoin de tant de précautions sous le rapport alimentaire. Une trop grande hâte serait dangereuse et nullement en rapport avec les avantages qu'on pourrait espérer.

[1] H. Settegast, *Die Fütterungslehre*, p. 216. Breslau, 1878 ; et J. Kühn, *Die zweckmässigste Ernährung des Rindviehs*, 8e édit., p. 173. Dresde, 1881.

VII

ALIMENTS DU RÈGNE ANIMAL DONT LES DIABÉTIQUES PEUVENT FAIRE USAGE

(Voir p. 59)

On peut prendre n'importe quelle viande, mammifères, oiseaux ou poissons et crustacés (écrevisses) et certains viscères, cerveaux et reins. Habituellement, on exclut le foie, mais je ne trouve pas que cela soit nécessaire. Comme je permets aux diabétiques certaines quantités d'hydrates de carbone, je ne trouve aucune raison pour défendre ceux qui existent dans le foie, riche en substances albuminoïdes (foie de veau 17 0/0). On peut d'autant moins rejeter ces hydrates de carbone qu'une certaine quantité de graisse s'y trouve, et l'on attirera aussi l'attention des malades sur les viandes grasses et les autres graisses, qui leur sont favorables. Un certain nombre de difficultés se rattachent aux conditions individuelles, mais, chez beaucoup de malades, les idiosyncrasies pourront être surmontées, même s'il faut suivre une méthode progressive. En dehors du beurre ou de la graisse contenue dans les œufs, qui sont agréables pour tous, je recommande aux diabétiques la moelle des os, la graisse des rognons de veau, le gras de jambon, ou le lard pris plus volontiers par beaucoup de malades obèses qui suivent mon traitement. La moelle des os est plus agréable dans un consommé, et à l'état solide, que sous forme d'une couche de graisse, nageant à la surface du bouillon. Les poissons gras, saumon, anguille, hareng, maquereau, peuvent aussi être choisis. L'anguille de rivière contient 28 0/0 de graisse; viennent ensuite les maquereaux, 14 0/0. La proportion pour les autres poissons varie de 5 à 8 0/0. Les œufs de poisson et le caviar seront permis.

VIII

PRÉPARATION DES SAUCES, DES RAGOUTS ET D'AUTRES PLATS

(Voir p. 59)

On peut remplacer la farine par l'aleurone (v. Annotation XV) et faire toutes sortes de sauces, au cumin, au persil, à la civette, aux oignons, à la moutarde[1], aux champignons, aux morilles, comme toutes les sauces pour ragoûts et fricassées, rôtis et gibier, etc. Mais il faut remarquer que : 1° en faisant fondre la graisse avec l'aleurone, il ne faut pas laisser trop brûler l'aleurone ; 2° il faut prendre deux fois plus d'aleurone que de farine. Pour la sauce au raifort, il faut employer ainsi l'aleurone : on délaye lentement une cuillerée à soupe, bien remplie d'aleurone avec un peu d'eau froide et on fait cuire. On verse ensuite l'eau et on ajoute le bouillon gras sur l'aleurone bien cuite, on sale suivant le goût, on met la quantité voulue de raifort et on laisse au feu jusqu'à la consistance voulue. On peut prendre également l'aleurone pour remplacer le froment dans la farce de viande ; l'aleurone s'emploie agréablement pour

[1] La moutarde ne doit pas contenir de sucre. Une moutarde à la saccharine a été faite, pour les diabétiques, par H. Pintus, Lützow str., n° 97, à Berlin.

panner. Les viandes que l'on veut panner, côtelettes, pieds de veau, ramollies pendant plusieurs heures dans l'eau salée, sont trempées dans du jaune d'œuf, saupoudrées de sel, et cuites, enveloppées d'aleurone, jusqu'à ce qu'elles deviennent croquantes. NAUNYN (*l. c.*) a indiqué l'emploi de *farine d'inuline*, obtenue des topinambours, pour lier les sauces, les soupes, etc. Je n'ai pas expérimenté cette farine ; pour les topinambours, voir page 77.

IX

DES LÉGUMES PERMIS DANS LE DIABÈTE ET DE LEUR PRÉPARATION

(Voir p. 69, 70, 77 et 79)

Les légumes, de même que les salades, servent surtout à faire prendre des graisses en nature comme l'huile et le beurre, ou d'une autre manière. Dans le tableau suivant, j'ai indiqué un certain nombre de végétaux caractérisés surtout par leur contenu d'eau. Les variétés de choux, pauvres en hydrates de carbone, serviront au même but que les racines ou les tubercules, plus riches en hydrates de carbone; on évitera donc ces derniers légumes si l'on veut donner une quantité très limitée d'hydrates de carbone. Nous avons déjà parlé des *topinambours* (p. 77); nous pourrons compléter ces données par l'analyse suivante de Tollens et de Dieck [1] :

100 grammes de suc blanc de topinambours contiennent :
Inuline : 0,69 gr.; Lévuline : 12.64; Sucre : 3,46

100 grammes de suc rouge de topinambours contiennent :
Inuline : 1,40; Lévuline : 7,53; Sucre : 6,38

Ceci montre que toute l'inuline n'a pas été séparée. Plus

[1] Dieck et Tollens. Les hydrates de carbone des tubercules de topinambours, *Helianthus Tuberosus L.*, au point de vue de la chimie et de l'agriculture. *Journ. f. Landwirthschaft*, XXVI, 1878.

tard, on n'a pas trouvé dans le suc blanc ou rouge des topinambours d'inuline, mais 8 grammes de lévuline et 8 grammes de sucre. Après les tubercules de topinambours, NAUNYN (*l. c.*) cite les tubercules de stachys affinis (tuberifera) venant de la Chine et du Japon. Les tubercules connus à Paris sous le nom de *crosnes du Japon* sont très appréciés sur les marchés français ; ils méritent toute considération comme aliment, d'autant mieux qu'ils peuvent pousser dans nos climats, et à Göttingen on les cultive dans plusieurs endroits. Leur goût n'a rien de bien prononcé ; on a dit qu'il ressemblait un peu à celui du marron, de l'asperge ou du salsifis. Je n'ai pas pu me convaincre de la chose. Le stachys affinis se distingue de la pomme de terre par une plus grande quantité des substances azotées, et une plus grande digestibilité. En général, le stachys a les qualités nutritives des autres légumes. Je ne crois pas qu'on ait mesuré à quel degré les diabétiques pouvaient assimiler les hydrates de carbone, contenus dans les crosnes du Japon. Pour NAUNYN ces hydrates de carbone sont sous la forme d'*inuline*. D'après les recherches de SCHULZE et PLANTA [1], comme de STROHMER et STIFT [2], ils contiennent un

[1] V. SCHULZE et PLANTA, *Berichte der deutschen chem. Gesellsch.*, XXIII, 1692 et 1699 ; XXIV, 2705 ; — et *Landwirthschaftl. Versuchsstationen*, XXXV, 473.

[2] F. STROHMER et STIFT, *Ueber die Zusammensetzung u. den Nährwerth der Stachys. Œsterr.-Ungar. Zeitschr. f. Zuckerind. u. Landwirthschaft*, 1891.

poly-saccharose cristallisé (stachyose) qui pour SCHULZE et PLANTA donne à l'inversion moitié de galactose, le reste étant un mélange de dextrose et de lévulose. Les dernières analyses de STROHMER et de STIFT donnent pour les tubercules du stachys :

		Substances sèches
Eau	78,03	
Stachyose	13,92	63,50
Albumine	1,17	5,34

J'ai obtenu de mon collègue M. PETER, directeur du Jardin botanique de Göttingen, des échantillons de stachys ; je les ai essayés sous différentes formes, comme ingrédients pour la soupe ou la salade, à l'état frais ou après une courte cuisson dans l'eau salée, frits dans le beurre, ou comme légumes pris avec de l'aleurone, et je les ai trouvés toujours agréables au goût. Si l'on prouve que les hydrates de carbone du stachys sont assimilés par les diabétiques, ils seront très utiles pour les régimes.

NAUNYN (*l. c.*) a calculé la quantité de légumes qu'il fallait donner dans les régimes des diabétiques pour remplacer les hydrates de carbone contenus dans 100 grammes de pain. On ne doit pas tenir compte de la petite quantité de sucre de ces légumes à cause des variations des substances qui y sont contenues. Je n'attache pas d'importance pratique à ces calculs, parce que je ne considère ces légumes qu'au point de vue de leur utilité pour introduire des graisses, et non pas, comme NAUNYN, à titre d'aliments. Dans ce but, il n'est pas nécessaire de les prendre en grande quantité.

Dans le tableau de la page suivante (p. 156), j'énumère les principaux légumes.

Les brocolis et les choux-fleurs seront préparés au beurre fondu; les autres variétés de choux, les épinards, les salsifis avec de l'aleurone pour remplacer la farine (v. note XV), mais il faut prendre deux fois plus d'aleurone que de farine. On préparera les différentes salades avec de la graisse (la bonne huile de salade devra être claire et sans goût). On y ajoutera des œufs.

X

CONSEILS AUX DIABÉTIQUES QUI PRÉSENTENT DES SYMPTÔMES DE DIATHÈSE URIQUE

(Voir p. 70)

Chez les diabétiques qui présentent ces symptômes, et qui souffrent de calculs formés par de l'acide urique, des urates ou de l'oxalate de chaux, ou qui ont des sédiments abondants d'acide urique et d'urates, on recommandera aux repas l'usage de la chaux et de la magnésie, pour transformer dans l'intestin les phosphates acides et les oxalates solubles des aliments en sels insolubles; ceux-ci seront éliminés avec les matières fécales et ne passeront pas dans les urines. Les phosphates terreux basiques (chaux et magnésie) sont moins solubles que les sels alcalins et, par suite, plus difficiles à résorber. Les malades prendront dans un peu d'eau, au moment du repas, 1 gramme d'un mélange à parties égales de carbonate de chaux et de magnésie calcinée (F. GOLOWIN, *Petersb. med. Woch.*, 1891, n° 48). GOLOWIN pense qu'à l'aide de cette médication il n'est pas nécessaire de prescrire un régime particulier aux malades, mais je ne partage pas son avis. Il faut toujours recommander une certaine prudence à ces malades et surtout pour les aliments qui contiennent de l'acide oxalique[1].

		À L'ÉTAT FRAIS Moyenne 0/0			
		Eau	Substances azotées	Sucre	Substances extractives non azotées
Salades cultivées	Salades d'endives	94,13	1,76	0,76	1,82
	Laitues pommées	94,33	1,41	» »	2,19
	Laitue sauvage	93,41	2,09	» »	2,73
Salsifis [1]		80,39	1,04	2,19	12,61
Asperges		93,75	1,79	0,37	2,26
Radis		93,30	1,23	0,88	2,91
Concombres		95,70	1,18	0,96	1,35
Haricots [2]		88,75	2,72	1,16	5,44
Variétés de choux et de raves	Choux-fleurs	90,89	2,48	1,21	3,34
	Choux de Bruxelles	85,63	4,83	» »	6,22
	Choux de Savoie	87,09	3,31	1,29	4,73
	Choux rouges (plant jeune)	90,06	1,83	1,74	4,12
	Choux en pain de sucre	92,60	1,80	1,39	2,40
	Choux blancs	89,97	1,89	2.29	2,58
	Raves (très jeunes) [3]	92,88	2,00	» »	1,94
	Epinards [4]	88,47	3,49	0,10	4,34

[1] Contenant de la mannite (p. 79).
[2] Contenant de l'inosite (p. 78).
[3] En Westphalie, on enlève les feuilles et on mange comme légume la tige.
[4] Les épinards contiennent beaucoup d'acide oxalique (1,91 à 3,27 0/00), presque autant que l'oseille (2,74 à 3,63 0/00), et que la rhubarbe (2,46 0/00). Les choux et les asperges contiennent aussi de l'acide oxalique.

[1] EBSTEIN, *Natur u. Behandlung der Harnsteine*, p. 278. Wiesbaden, 1884.

EBSTEIN et NICOLAIER, *Exp. Erzeugung r. Harnsteine*, p. 137. Wiesbaden, 1891.

XI

PRÉPARATION DES CAKES AU SON D'APRÈS CAMPLIN

(Voir p. 73)

Une certaine quantité (un quart) de son de froment est cuite pendant un quart d'heure dans un quart de litre d'eau; elle est lavée à l'eau froide sur un tamis jusqu'à ce que l'eau soit devenue complètement claire; on recommence l'opération une seconde fois (avec un quart de litre d'eau, etc). Le son est alors pressé avec soin dans un linge pour le sécher, on l'étend en couches minces sur un plat et on le place dans un four pas trop chaud; on le laisse jusqu'à ce qu'il soit complètement sec et grillé, puis on le moud une ou deux fois pour que le son soit très mou et fin. On prend 3 onces de cette farine de son, deux œufs frais, de 1 1/2 à 2 onces de beurre, un peu plus d'une demi-pinte (un bon quart de litre) de lait. Les œufs sont délayés dans une partie du lait, l'autre partie est mise dans le beurre chaud. On mêle ces deux parties, en ajoutant un peu de noix muscade, de gingembre ou une plante aromatique quelconque. On cuit le tout dans des moules étroits et bien beurrés à un feu intense pendant une demi-heure. Les cakes terminés doivent être épais comme les biscuits de mer; on peut les prendre au déjeuner ou à un autre repas avec de la viande ou du fromage ; avec le thé, ils ont besoin d'une plus grande quantité de beurre. On peut aussi les manger avec du fromage caillé ou blanc. Nous avons déjà indiqué la quantité relativement élevée d'acide oxalique du son de froment (v. p. 73), et son peu de qualité nutritive est bien connue. Ces cakes au son ne peuvent pas remplacer le pain, et le son diminue considérablement les qualités nutritives des autres substances alimentaires qui y sont contenues. PAVY dit que ces aliments sont fades au goût et secs ; il a décrit en détail les tentatives de CAMPLIN[1].

[1] F.-W. PAVY, *Recherches sur le Diabète sucré*, traduction allemande par W. LANGENBECK, p. 138. Göttingen, 1864.

XII

LES SUCCÉDANÉS DU PAIN FAITS AVEC DES ALIMENTS DU RÈGNE ANIMAL

(Voir p. 75)

On a pensé que l'on pouvait ajouter au pain des substances azotées pour en faire un aliment utilisable pour les diabétiques, comme on l'a tenté plusieurs fois pour en faire une alimentation suffisant à elle seule pour les hommes. On s'est donné beaucoup de peine pour élever la quantité d'azote [1], en incorporant, par exemple, du sang desséché, de la poudre de viande, de l'extrait de viande, etc. Mais ces tentatives ont été peu utilisées pour la nutrition des diabétiques. Un pain ainsi constitué ne pouvait être considéré comme pouvant remplacer complètement le pain ordinaire. Dans certaines conditions, quelques aliments de ce genre, comme le *pain à la viande* du BARON LÜHDORF, pourront être utilisés chez les diabétiques. La recette est la suivante : on prend 2 livres de viande, moitié viande grasse de porc, moitié viande de bœuf. On cuit de manière à ce qu'elles soient très ramollies ; on enlève les os et les cartilages, on coupe la viande en morceaux, on la hache finement, et on la fait cuire dans

[1] K. BIRNBAUM, *Das Brotbacken*, p. 313. Braunschweig, 1878.

trois quarts de litre de bouillon passé au tamis, on ajoute du poivre et du sel, et on verse en remuant continuellement environ 1 livre de farine de sarrasin (la farine de froment ne doit pas être prise), de façon que la masse au bout d'une demi-heure à trois quarts d'heure soit devenue ferme et se détache de la casserole. On en remplit des plats de faïence secs, et on garde le pain à la viande dans un endroit frais et aéré. En été, on peut le conserver huit jours, en hiver quatorze jours. On le coupe en tranches épaisses d'un doigt, et on frit au beurre ou à la graisse dans une casserole non couverte de manière à ce qu'il devienne croustillant. Le pain à la viande, d'un goût très agréable, aurait, pour le baron Lühdorf, remplacé très avantageusement le pain dans le diabète sucré.

XIII

EMPLOI DE LA FARINE DE SARRASIN

(Voir p. 76)

Müller [1] s'exprime ainsi : « The Fagopyrum, because two practitioners in the United-States, Dr A.-M. Duncan and subsequently Dr P.-S. Root, have demonstrated that the groatsgrain of Fagopyrum in cakeform is safely available for diabetes-patients, notwithstanding the starchy but evidently peculiar contents of the grain, the use of which does not increase the glycosuria, could such not altogether be subdued by climatic and occupational changes. »

Si nous considérons les analyses des différentes farines de sarrasin et la moyenne qu'on en peut tirer, et si nous retenons qu'elles renferment 74,25 0/0 de substances extractives non azotées, c'est-à-dire environ 70,24 0/0 d'amidon, 2,95 0/0 de gomme et 1,06 0/0 de sucre [2], nous verrons que, sans aucun doute, cette farine de sarrasin n'est pas un bon aliment pour les diabétiques.

[1] *International medical Congress*. Melbourne, 1889. *Address by* baron Ferdinand v. Müller, *President of the Section of Pharmacology*, p. 7.
[2] König, *l. c.*, p. 624.

XIV

LES DIABÉTIQUES PEUVENT-ILS MANGER DES FRUITS ?

(Voir p. 80)

Tous les auteurs qui permettent une certaine quantité d'hydrates de carbone aux diabétiques autorisent l'usage modéré des fruits. Dujardin-Beaumetz a défendu tous les fruits [1], parce que le sucre qu'ils contiennent passe très facilement dans l'urine des diabétiques ; mais il est probablement revenu plus tard sur cette opinion puisqu'il défend seulement les oranges, les fraises et les melons [2]. Pourquoi Dujardin-Beaumetz défend-il justement ces fruits ? Je ne puis le comprendre, puisque le melon contient, par exemple, moins de sucre et moins d'autres substances non azotées que le potiron et les concombres, et les fraises n'en contiennent pas plus que les groseilles à maquereau et les groseilles, etc. Malheureusement dans les fruits, comme pour les végétaux, on détermine le sucre quantitativement, sous forme de glycogène, à l'aide de la liqueur de Fehling.

[1] Dujardin-Beaumetz, *Verhandl. d. X med. Congresses*, II Abth., VI, p. 88. Berlin, 1891.

[2] Dujardin-Beaumetz, *Société de thérapeutique*, 11 mars 1891, et *Progrès méd*. 1891, n° 11 (14 mars), p. 214.

Tollens (*l. c.*, p. 34) donne les quantités de sucre suivantes :

Pêches	1 à 2 0/0
Abricots	2 à 3 0/0
Prunes	2 à 4 0/0
Framboises, fraises, groseilles à maquereau	4 à 7 0/0
Pommes et poires	7 à 8 0/0
Airelles	8 0/0
Cerises douces	10 à 11 0/0
Raisins, suivant l'espèce, l'année, etc	10 à 30 0/0

Outre cette quantité de sucre réductible, il y a une quantité relativement importante de sucre de canne ; dans quelques fruits pourtant, comme le raisin, ce n'est pas le cas.

Ces fruits doivent être en tout cas absolument défendus à cause de leur grande quantité de sucre ; il en est de même des figues et des dattes. En ce qui concerne l'acide oxalique, ces derniers fruits en contiennent beaucoup plus (0,13 0/00) que les fraises 0,012; les prunes à cuire en ont 0,12, les prunes 0,070, les framboises 0,062, les citrons et les oranges 0,030, les cerises 0,023 0/00.

XV

SUR L'EMPLOI DES GLUTENS ET DE L'ALEURONE (HUNDHAUSEN) DANS L'ALIMENTATION DES DIABÉTIQUES

(Voir p. 83)

L'emploi du gluten de froment comme aliment est récent, et pourtant il avait été découvert en 1742 par Beccari [1], un médecin de Bologne. On a essayé d'abord son usage chez les diabétiques, et c'est à Bouchardat que revient le mérite d'avoir commencé avec son pain de gluten (p. 20). Il n'a pas manqué d'imitateurs [2]; mais nous avons vu (p. 82) que tous ces efforts étaient restés stériles. Les différentes espèces de pain de gluten, de biscuits de gluten et de pâtisseries de gluten n'ont pu prendre leur place dans les régimes des diabétiques et encore moins chez les autres

[1] D'après Coulier, art. *Farines* dans le *Dictionnaire encyclop. des sc. méd.* de Dechambre, p. 244. Paris, 1877.

[2] König (*l. c.*, p. 633) donne les analyses de différentes sortes de pain de gluten qui contiennent 37 à 76 0/0 de substances azotées, 10 à 29 0/0 de substances extractives non azotées, et seulement 7 à 9 0/0 d'eau. Il mentionne trois espèces de biscuits de gluten de fabrication parisienne, deux espèces contenant de 23 à 45 0/0 de substances azotées, 40 à 60 0/0 de substances extractives non azotées, et 9 à 10 0/0 d'eau; puis un macaroni avec 21 0/0 de gluten, 64 0/0 de substances extractives non azotées et 12 0/0 d'eau. Les pains de gluten contiennent en outre 10 0/0 de farine, des amandes ou de l'inuline.

malades ou chez les hommes sains. RITTHAUSEN[1], dans son ouvrage connu, parle des bons résultats obtenus par les préparations commerciales de gluten séché, pour l'alimentation des animaux, mais il ajoute qu'on a dû y renoncer pour les hommes. La fabrication du pain de gluten est entrée dans une nouvelle phase à la suite des efforts du Dr J. HUNDHAUSEN ; il a fabriqué des pains de gluten avec du gluten frais tiré du froment.

Les analyses faites dans le Laboratoire Agronomique de Münster ont donné pour les pains de gluten les résultats exposés dans le tableau suivant (p. 166).

Ces pains de gluten frais ont un goût agréable, comme le reconnaissent tous ceux qui en ont pris, mais leur inconvénient est de ne pouvoir être faits que dans une fabrique. A côté du pain de gluten frais, HUNDHAUSEN a fabriqué différentes préparations sèches, et les méthodes se sont peu à peu améliorées. Le gluten de froment de HUNDHAUSEN était cylindré sur une machine spéciale, en couches minces comme du papier, et séché à une température de 40 à 50 degrés centigrades pour empêcher la décomposition du gluten pendant la dessiccation. Ces couches minces de gluten sont moulues en farine vendue dans le commerce sous le nom de « farine de

[1] RITTHAUSEN, *Die Eiweiskörper der Getreidearten, Hülsenfrüchte und Œlsamen*, p. 246 et 247. Bonn, 1872.

	Eau 0/0	Substances azotées 0/0	Graisse 0/0	Hydrates de carbone 0/0		Cellulose 0/0	Cendres 0/0
Pour une partie de farine de froment, gluten frais :							
Quantité triple	27,49	15,60	0,21	53.58		0,98	2,05
— quadruple	40,69	16,05	0,18	40,53		0,91	1,64
— quintuple	46,02	16,88	0,16	34,89		0,60	1,45
— sextuple	45,73	17,80	0,16	34,33		0,55	1,43
— septuple	48,02	18,66	0,15	31,19		0,44	1,34
Pour comparer, j'ajoute l'analyse :				Sucre	Substances non azotées		
1° Du pain blanc, *le plus fin* (pain allemand), moyenne	35,59	7,06	0,46	4,02	52,56	0.32	1,00
2° Du pain blanc plus grossier (pain allemand), moyenne	40,45	6,15	0,44	2,08	40,04	0,62	1,22
3° Du pain de seigle (pain allemand), moyenne... D'après König (*l. c.*, p. 638).	42,27	6,16	0,43	2,31	46,94	0,49	1,46

gluten ». WOLTERING[1] les a recommandées dans différents journaux médicaux. A propos des pâtisseries, faites avec cette farine par WOLTERING, et recommandées récemment encore par UFFELMANN[2], mais désignées à tort comme étant de l'aleurone, le Dr Jean HUNDHAUSEN m'écrit que pas un homme ne pourrait manger longtemps le *pain de* WOLTERING. La tentative de WOLTERING était donc infructueuse comme les autres. Il ne faut pas confondre cette farine de gluten de HUNDHAUSEN avec l'*aleuronat* trouvé par le Dr Jean HUNDHAUSEN (v. plus bas); la préparation de ces deux produits est tout à fait différente. Pour la farine de gluten, il ne s'agit que d'une amélioration technique des méthodes pour préparer les anciens produits secs de gluten. On emploie encore beaucoup ces préparations de gluten, surtout à l'étranger (France, Angleterre, Amérique), mais on y ajoute de la farine pour fabriquer le pain des diabétiques, vendu souvent à des prix extraordinairement élevés[3].

[1] WOLTERING, *Ueber Klebermehl und ein neues Diabetikerbrot, Ther. Monatshefte*, p. 459. Berlin, 1888.

[2] MUNK et UFFELMANN, *Die Ernährung*, 2e édit., p. 565. Vienne et Leipzig, 1891.

[3] Pour donner ici quelques exemples, je citerai les préparations *de gluten* pour les diabétiques, recommandées par BASSERMANN, HERSCHEL et DIEFFENBACHER de Mannheim. FÜRBRINGER a dit que le pain de gluten qui était préparé par ces fabricants était un pain de gluten médicinal pur, sans traces de farine (v. p. 82). Les fabricants eux-mêmes, dans leur circulaire non datée, disent que leurs préparations (farine de gluten et pain de gluten) sont plus pures (c'est-à-dire qu'elles ne contiennent ni

Le Dr HUNDHAUSEN ne considère pas la farine de gluten comme utile pour la nutrition des individus sains et des malades, parce qu'elle ne répond pas aux conditions d'une farine albumineuse qu'on puisse employer d'une manière aussi variée que possible. Le Dr HUNDHAUSEN fabrique en grand, depuis trois années, une autre préparation de gluten, l'*aleuronat*, déjà mentionnée (albumine végétale patentée), depuis que les recherches de CONSTANTINIDI, faites dans le laboratoire de VOIT (v. p. 87), ont montré l'assimilation complète de l'aleuronat. D'après l'expérience, l'*aleurone* n'est pas seulement d'une composition constante, mais elle reste inaltérable, ce qui la distingue avantageusement de la farine ordinaire. L'aleurone se distingue de la farine de gluten, qui servait à faire le pain de WOLTERING, par une pureté plus grande au goût et par son utilisation multiple.

amidon ni substances pouvant former du sucre), plus agréables et à meilleur marché que les préparations similaires d'Angleterre et de France, que les gens sans fortune ne peuvent se procurer. BASSERMANN, HERSCHEL et DIEFFENBACHER vendent leur farine et leur pain de gluten, contenant 10 0/0 d'amidon, au prix de 6 marcs, et ils ne livrent la farine que par quantité d'un kilo, et le pain par demi kilo. J'ai appris que cette maison philanthropique a cessé la fabrication. En France, des personnes bien renseignées me disent que le kilo est vendu en moyenne au prix de 3 francs, c'est-à-dire bien meilleur marché. Les pains français, dont l'Exposition internationale de 1880 à Paris montrait de nombreux échantillons, sont comme mousseux et de goût fade. Ils contiennent au plus 75 0/0 de gluten. On peut fabriquer soi-même ces pains lorsqu'on soumet une boule de gluten frais rapidement à la chaleur. On arrive facilement à obtenir ainsi un pain contenant 83 0/0 d'albumine, mais qui rappelle à peine le pain.

Sous la direction du Dr Heim à Zürich, on a fait, il y a deux ans, des pains avec de l'aleurone contenant environ 50 0/0 d'albumine. A côté de cette aleurone contenant 50 0/0 d'albumine, le Dr Hundhausen a fabriqué autrefois une aleurone contenant 80 0/0 d'albumine, et maintenant c'est *seulement* cette dernière aleurone qui est utilisée. C'est avec cette aleurone à 80 0/0, si l'on excepte les pains irréprochables cuits à la fabrique de Hundhausen, de gluten frais de froment, et qui ne peuvent être faits qu'à la fabrique, que l'on fait maintenant exclusivement le pain de gluten de froment. Cette découverte de l'aleurone permet d'élever à un degré inconnu auparavant la quantité d'albumine du pain, des pâtisseries et des autres mets. Cette augmentation d'albumine a pourtant des limites. S'il est possible d'enlever complètement l'amidon de l'aleurone par une digestion dans l'eau salée, et de mélanger cette aleurone avec l'albumine des œufs pour faire une pâtisserie dépourvue d'amidon, la complication de cette méthode et le goût particulier du produit rendent l'usage d'une telle pâtisserie des plus limités, et il ne répond plus aux conditions de ce que nous appelons le pain. Un pain contenant en substance sèche 50 à 55 0/0 d'albumine végétale est tout ce que l'on peut demander de l'aleurone, si l'on tient à conserver les propriétés d'un pain utilisable pour l'alimentation. On peut faire un pain sans traces d'amidon avec l'aleurone comme nous venons de le voir ; mais, pour obtenir un pain que l'on puisse employer longtemps, il faut toujours ajouter de la farine.

Je ne dirai pas, comme DUJARDIN-BEAUMETZ [1], que c'est un malheur quand le pain de gluten des diabétiques contient de 45 à 50 0/0 de farine d'amidon. Mais il faut arriver à ce résultat, que ces pains soient préparés avec un gluten de composition *constante*, et aient une quantité déterminée d'albumine, qui sera connue par le malade et le médecin. Il y aura toujours quelques différences inévitables de degrés dans une préparation de cette sorte, mais certaines moyennes et certains minima peuvent et doivent être conservés, pour établir des points de repère dans la pratique médicale. Le Dr J. HUNDHAUSEN m'a écrit le 2 décembre 1891 : « Les analyses chimiques d'aleurone sèche ont presque toujours donné de 82 à 86 0/0 d'albumine, et au microscope [2] plus de 90 0/0. J'indique régulièrement la proportion de 80 0/0 pour plus de certitude. » KORNAUTH donne (*l. c.*, p. 2) pour l'aleurone 80,94 0/0 de protéine brute, 5,70 0/0 d'amidon, 5,63 0/0 d'eau, tandis que CONSTANTINIDI (*l. c.*, p. 436) trouve dans l'*aleurone* de HUNDHAUSEN, séchée à 100 degrés, 82,6 0/0 d'albumine de gluten et et 7,01 0/0 d'amidon. L'analyse faite dans mon laboratoire,

[1] DUJARDIN-BEAUMETZ, *Verhandl. des X intern. Congresses.* Abth. VI, p. 87. Berlin, 1891.

[2] L'examen microscopique montre, comme le remarque aussi KORNAUTH, que cette préparation contient très peu d'amidon.

par le Dr SCHULZE, d'un échantillon d'aleurone par la méthode de KJELDAHL montrait 14,48 0/0 d'azote, c'est-à-dire 90,5 0/0 de substance azotée [1]. Pour KORNAUTH, l'*aleurone* consiste principalement en caséine végétale avec 96,94 0/0 de substances protéiques végétales. A côté de l'inaltérabilité de cette préparation, ce qui permet de la conserver et de se la procurer partout, il faut mentionner son bon marché. Nous serons donc en état de l'utiliser pour l'alimentation des diabétiques pauvres qui ont souffert beaucoup plus que les autres du manque d'azote dans leur alimentation.

Le prix de l'aleurone varie naturellement comme celui du froment. L'aleurone en gros coûte cinq fois plus que le froment : au prix de 21 marcs pour le froment, 100 kilogrammes d'aleurone coûtent 105 marcs [2]. Si l'on tient compte de la grande quantité d'albumine qu'elle renferme et de son assimilation comme aliment, le prix de l'aleurone est très inférieur à celui de la viande et du poisson.

[1] L'aleurone ne contient presque pas de cellulose. CONSTANTINIDI a trouvé dans la substance sèche 0,450/0 de cellulose ; il faut remarquer aussi ce fait à propos du pain égrugé (*Graham-Brot* ou *Schrotbrot*) préféré par les médecins allemands, et qui doit être rejeté chez les diabétiques principalement, puisqu'on donnera ainsi à peine plus de substances azotées que dans le pain ordinaire et qu'il en résultera surtout un plus grand inconvénient à cause de son assimilation imparfaite.

[2] La fabrique HUNDHAUSEN de Hamm, en Westphalie, d'après les circulaires, livre des colis postaux de 4 kilos et demi contre remboursement, au prix de 7 marcs.

Le rôle de l'aleurone se trouve par suite très élargi, l'aleurone ne rendra pas seulement service aux diabétiques qui, heureusement, ne sont qu'un petit nombre dans l'humanité, mais, et je n'ai pas à le montrer ici, on peut en attendre les meilleurs résultats pour l'alimentation du peuple. Je me contenterai de répéter ces paroles de Kornauth (*l. c.*, p. 13) : « Il faut constater ce fait à propos de l'alimentation des masses que le prix élevé de la viande et du poisson a pour conséquence un manque d'azote dans la nutrition. L'aleurone dont l'emploi se généralisera sans aucun doute deviendra d'un prix plus minime et comblera de la meilleure manière le déficit d'azote. »

Le diabétique, avec l'aleurone, échappera aux fabricants spécialistes de gluten qui l'exploitent : il peut fabriquer *dans sa propre maison*, non seulement un pain d'un goût agréable, mais préparer d'autres aliments appropriés à son état. L'aleurone en effet, comme cela a déjà été remarqué (p. 149 et 150), peut être ajoutée aux soupes et aux autres mets, ou mieux cuite en même temps. Il faut ajouter que l'aleurone demande plus de graisse et d'épices que les aliments habituels, pauvres en albumine. Remarquons aussi, ce qui est très important pour les diabétiques, que l'alimentation à l'aleurone diminue considérablement la sensation de faim.

J'ai fait, dans ma propre maison, de nombreux essais à ce sujet. Dans le laboratoire de la Clinique médicale,

M. C. SCHULZE, chimiste, a fait de même. J'ai fait expérimenter de différents côtés sur une plus grande échelle. Les produits d'aleurone, livrés par la fabrique, et nos échantillons ont été analysés par le Dr SCHULZE à l'aide de la méthode de KJELDAHL pour déterminer leur contenu d'azote. De cette manière, on est arrivé à obtenir certains résultats fort importants pour la nutrition des diabétiques. Auparavant on avait fait quelques tentatives chez les diabétiques avec les pains d'aleurone, mais cela n'avait eu lieu que sur une petite échelle ; il s'agissait exclusivement et suivant toute probabilité de pains contenant peu d'aleurone comme dans le pain fait avec le gluten frais de la fabrique de HUNDHAUSEN (voir le tableau précédent p. 166), ou de préparations à l'aleurone avec une quantité un peu plus élevée d'albumine. Il faut remarquer, en général, que le contenu d'albumine de cette dernière préparation à l'aleurone variait au plus en substance sèche de 25 à 30 0/0 [1]. Le pain d'aleurone de la fabrique de GÜNTHER de Francfort-sur-le-Mein, le plus riche en albumine, a donné, d'après l'analyse du professeur LELLMANN à Tübingen, en substance sèche, 29,8 0/0 d'albumine. L'analyse du Dr SCHULZE, faite à différentes reprises avec ce pain, a donné une première fois 22,95 0/0, une seconde fois 25,27 0/0 d'albumine. Cette fabrique livre aussi un biscuit d'aleurone avec 16,7 0/0 et

[1] Un échantillon de pain de gluten frais de HUNDHAUSEN examiné par SCHULZE, dans mon laboratoire, contenait 35,31 0/0 d'albumine sèche.

des cakes contenant 13,51 0/0 d'albumine sèche. Dans les biscuits fins de Hambourg, KÖNIG a trouvé 13,31 0/0 d'albumine; dans le biscuit de froment (cakes), 11 0/0. La boulangerie de Georges SCHEELE à Brunswick livre un biscuit d'aleurone d'un goût agréable contenant 4,75 0/0 d'eau, 25,31 0/0 de protéine sèche. La boulangerie de BARTHEL à Mulhouse (Alsace) et la boulangerie GERICKE à Potsdam fournissent un pain d'aleurone d'un goût très agréable, ayant de 31,71 à 37,23 0/0 d'albumine sèche.

Après avoir fait nos essais de laboratoire et fabriqué un pain d'aleurone, bon goût, contenant jusqu'à 66 0/0 de substance azotée sèche, je me suis adressé à huit boulangeries de différentes régions de l'Allemagne en leur demandant de faire en grand, d'après nos données sur les petites proportions, des pains contenant 60 0/0 de substance azotée sèche. Comme plusieurs de ces boulangeries ne répondaient pas et que d'autres n'atteignaient le but que d'une manière trop imparfaite, le pain n'étant pas assez poreux ou restant trop humide, nous en avons conclu que les difficultés techniques étaient très grandes. Le seul pain utilisable vient de chez RICHARD-KRAUSS, à Göppingen; il contient 52 0/0 de substance azotée sèche. La pâtisserie GRON et LANZ, de notre ville, dont nous pouvons contrôler le plus facilement les essais, a livré trois sortes de pains d'aleurone avec 59,86, 56,88 et 55,56 0/0 de substance azotée sèche. Ce dernier pain répondait aux conditions du pain à cause de ses propriétés et de son goût, et je suis convaincu que l'on se contentera d'autant mieux d'un tel pain d'aleurone que l'on se trouve, ainsi que je l'ai montré plus haut, page 85, en situation d'alimenter longtemps et d'une manière irréprochable les diabétiques. Comme l'indique le résultat satisfaisant de Cron et de Lanz, à Göttingen, pour obtenir un très bon pain contenant 55 0/0 d'albumine sèche, je ne doute pas que l'on arrive à préparer un pain d'aleurone, très bon et très satisfaisant, avec une proportion plus considérable encore d'albumine.

Pour faire prendre par jour au malade environ 80 grammes d'albumine végétale à l'aide du pain d'aleurone ayant 50 0/0 de substance azotée, il devra prendre environ 250 grammes de pain par jour, et les hydrates de carbone qui s'y trouveront seront de 74 grammes environ. On établira ainsi le calcul :

I. — 50 grammes de substance azotée sont contenus dans 100 grammes de pain à l'état sec[1], 80 grammes de substance azotée dans $\frac{80 \times 100}{50}$, c'est-à-dire dans 160 grammes de pain à l'état sec. En prenant pour la quantité d'eau environ 40 0/0[2], on voit que le pain d'aleurone humide con-

[1] Voir les calculs suivants pour les pains d'aleurone contenant différentes quantités d'albumine.

[2] König (*l. c.*, p. 636).

tenant 50 0/0 d'albumine sèche pour donner 80 grammes d'albumine végétale sera de

$$100 : 60 = x : 160$$
$$x = \frac{16.000}{60} = 266,6 \text{ grammes}$$

II. — Avec 266,6 grammes de pain humide ou 160 grammes de pain à l'état sec, il y aura environ 74,6 grammes d'hydrates de carbone, d'après le calcul suivant :

Un pain d'aleurone ayant 50 0/0 de substance azotée (160 grammes à l'état sec fournissent 80 grammes d'albumine) est un mélange à parties égales d'aleurone et de farine de froment.

	Albumine.	Eau.	Hydrates de carbone.	
100 grammes d'aleurone.....	80	8,7	8	(d'apr. Hundhausen).
100 — de farine de blé.	10,2	13,4	74,7	(König, p. 619).
200 grammes du mélange..........		22,1	82,7	

ou 200 grammes — 22 = 178 grammes
du mélange à l'état sec......... 82,7 hydrates de carbone.
Donc : 178 : 83 = 160 : x
x = 74,6 grammes d'hydrates de carbone.

On peut établir, de cette manière, assez exactement, autant que le permettent les légères variations dans la composition de la farine, de l'aleurone et de l'eau, contenues dans le pain, la quantité de pain d'aleurone, de différentes concentrations, qui peut être donnée aux diabétiques.

Dans le chapitre II, j'ai insisté longuement sur les causes pour lesquelles je donnais seulement progressivement et peu à peu des quantités plus grandes d'albumine dans les cas graves de diabète. C'est chez ces diabétiques que l'on emploiera des pains d'aleurone peu concentrés.

Le professeur GRUBER, de Vienne (p. 88), trouve remarquable l'assimilation du pain d'aleurone chez l'homme, surtout parce qu'il s'agit de substances végétales; ceci concerne particulièrement l'absorption de l'azote de l'albumine; dans les pains et les plats farineux ordinaires, il y a une perte de 14 à 30 0/0 d'albumine d'après RUBNER[1], dans le pain blanc de froment 18,7 0/0 à 25,7 0/0, tandis que l'albumine de viande est presque complètement résorbée.

Pour fabriquer le pain d'aleurone peu concentré, on ne trouvera pas plus de difficultés à la maison que pour le pain ordinaire. Depuis des années, on cuit chez moi tous les jours le pain de froment à l'usage de ma famille. Je ne mange que ce pain. Depuis que je connais l'aleurone, elle a été employée beaucoup, et nous avons fait avec elle du pain contenant jusqu'à 30,5 0/0 d'albumine dans le four de Senking. La pâte se pétrit sans difficulté, et l'on peut faire chez soi, assez facilement, un pain ayant bon goût, poreux et contenant déjà beaucoup d'albumine. Des essais pour obtenir un pain d'aleurone ayant plus d'albumine ont été faits dans

[1] VOIT, *l. c.*, p. 469 (*Allgem. Stoffwechsel*).

le laboratoire de ma Clinique; j'en ai indiqué les résultats. Nous avons fait du pain d'aleurone contenant 50 0/0 et plus d'azote; nous avons lié en partie avec une petite quantité de gluten de froment toujours fraîchement préparé, et en partie, ce qui est bien plus commode, à l'aide de l'albumine d'œuf. Je ne pourrais dire s'il est absolument indispensable de recourir à un liant[1]. En tout cas, si l'on doit employer les albumines commerciales et sèches de blanc d'œuf, on s'assurera de la pureté de ces préparations. En fabriquant le pain d'aleurone, il faut, pour faire lever la pâte, employer de la levure sèche et pure, ne contenant pas d'amidon (la levure habituelle des boulangers peut être mêlée avec 50 0/0 d'amidon de pommes de terre) pour ne pas introduire dans la pâte une quantité inutile d'hydrates de carbone. Il est bon d'ajouter à la pâte une petite quantité de sucre pour que la levure produise une fermentation et qu'elle fasse lever la pâte. On n'ajoutera naturellement que le sucre indispensable à cette fermentation.

Sans insister sur les autres particularités de la fabrication du pain d'aleurone, j'ajouterai seulement que, d'après

[1] Pour la grande fabrication, si les boulangers éprouvaient trop de difficultés en ajoutant beaucoup d'aleurone, l'ancienne farine de gluten de Hundhausen pourrait être essayée pour lier la pâte. Le Dr Hundhausen a trouvé que c'était possible sans nuire au goût, à condition d'extraire cette farine de gluten avec certaines précautions, par exemple en lavant à l'éther. Il y a là certainement des difficultés techniques. Pourtant, on pourrait améliorer ainsi la fabrication de la farine de gluten, si les expériences montraient l'utilité pratique de cette manière de faire.

les recherches soigneuses de M. Schulze pour obtenir 30, 40, 50 et 60 0/0 d'azote dans la substance sèche du pain, il est nécessaire de mélanger comme il suit l'aleurone et la farine de froment :

Aleurone.	Farine de froment[1].				
1 partie	3 parties donnant	un pain	ayant	30 0/0	de subst. azotée sèche.
3 parties	5 parties	—	—	40 0/0	—
1 partie	1 partie	—	—	50 0/0	—
5 parties	3 parties	—	—	60 0/0	—

Dans ces calculs, on considère (voir plus haut) pour l'aleurone un minimum de 80 0/0 d'azote et 8,7 0/0 d'eau, pour la farine de blé 10,2 0/0 d'azote et 13,4 0/0 d'eau.

Les autres additions de substances contenant de l'azote dans la pâte, comme par exemple le blanc d'œuf pour lier, ne sont pas calculées dans ce tableau. Elles augmenteront légèrement l'azote de ce pain. Pour calculer la substance azotée d'un pain d'aleurone, les exemples suivants suffiront. Si nous prenons le pain fabriqué avec cinq parties d'aleurone et trois parties de farine de froment, nous voyons par le tableau suivant que :

	Substance azotée.	Eau.
100 gr. d'aleurone contiennent	80 gr.	8,7 gr.
100 gr. de farine de blé	10,2	13,4
500 gr. d'aleurone	400	43,5
300 gr. de farine de blé	30,6	40,2
800 gr. d'un mélange d'aleurone et de farine de blé.	430	83

[1] Suivant les différents goûts, on remarquera que l'on peut employer à volonté, avec l'aleurone, de la farine de blé ou de seigle.

ou 800 — 83 = 717 grammes d'un mélange sec d'aleurone et de farine de froment contiennent 430 grammes de substance azotée, c'est-à-dire d'après la formule :

$$\frac{430 \times 100}{717} = 59,9 \text{ 0/0 de substance azotée.}$$

Sur quatre échantillons de pain d'aleurone, l'analyse faite au laboratoire de la Clinique médicale par SCHULZE a donné les résultats suivants :

Aleurone.	Farine de blé.	Levure.	Sucre.	Blanc d'œuf pour lier.	Substance azotée.
20 gr.	60 gr.	2 gr.	1 gr.	» gr.	30,8 0/0
30	50	3	1	»	40,8
40	40	4	2	5	52,7
50	30	5	2	10	62

Les mêmes résultats ont été obtenus pour les échantillons provenant de la maison CRON et LANZ, de pains d'aleurone et de froment avec les mêmes proportions. De grandes variations d'albumine dans le pain d'aleurone indiqueraient pour nous des lacunes dans la fabrication.

XVI

LES RÉGIMES NE DOIVENT PAS ÊTRE INSTITUÉS SCHÉMATIQUEMENT

(Voir p. 87)

On ne saurait trop répéter cette chose, et nous avons vu qu'il fallait tenir le plus grand compte du degré de gravité de la maladie (p. 44), de la profession des malades, du pays où ils vivent (p. 57, etc.). Nous ajouterons ici que l'âge joue un certain rôle. Chez les *vieillards*, il faudra être très prudent avec les changements brusques de régime (v. note VI), et dans certaines circonstances, pour prolonger la vie du malade, on fera quelques concessions (v. note XVIII), qui paraissent renverser nos idées sur les choses que nous devons considérer comme mauvaises dans les régimes du diabétique. Nous avons appris déjà qu'il fallait procéder parfois ainsi chez les diabétiques beaucoup moins âgés, pour les préserver de la mort par le coma. Prolonger la vie d'un malade ou du diabétique est le premier devoir du médecin. En ce qui concerne les régimes chez les *enfants* qui, suivant PROUT [1], avaient attiré pour la première fois l'attention de VENABLES et sur lesquels

[1] PROUT (*l. c.*, p. 156).

CURT STERN[1] a fait un travail d'ensemble, j'ai vu chez les enfants plus âgés de bons résultats pour l'amélioration des symptômes, et des effets favorables sur la nutrition, quand le régime était institué d'après les principes exposés dans le deuxième chapitre de ce livre. Dans les quatre observations de ma Clinique (garçons de dix et quatorze ans, filles de douze et de quatorze ans), il s'agissait de formes graves du diabète. Je n'ai pas observé de diabète chez les petits enfants. Chez ces petits diabétiques, où l'on ne peut recourir qu'à l'alimentation par le lait, on trouvera dans l'*aleurone* un bon adjuvant (v. note XV) pour modifier favorablement les symptômes et la nutrition.

[1] C. STERN, *Diabète sucré chez les enfants*. Thèse de Berlin, 1889. *Arch. f. Kinderheilk.* XI. Heft. 22, 1889.

XVII

SACCHARINE

(Voir p. 90)

La *saccharine* (acide benzoïque sulfoné), trois cent fois aussi sucrée que le sucre et qui ne joue aucun rôle dans la formation du sucre dans l'organisme, s'il était prouvé qu'elle est totalement inoffensive pour l'organisme humain, même à des doses élevées, servirait dans tous les cas de diabète sucré où les malades ne peuvent se passer d'aliments sucrés. Je n'aime pas la saccharine. Pourtant il existe des personnes qu'on ne peut habituer au régime ; pour elles, la saccharine sera avantageuse et permettra en même temps l'application des autres règles de régime. On emploiera la saccharine facilement soluble (un sel de saccharine), non seulement pour sucrer les aliments solides dans la boulangerie, etc., mais aussi pour les boissons. Dans ce cas, on prendra les tablettes de saccharine qu'on peut se procurer dans la fabrique de saccharine de Fahlbeck, List et Cie à Salbke-Westerhüsen, qui a réuni pour les intéressés tous les renseignements qui peuvent leur être utiles.

XVIII

LES DIABÉTIQUES PEUVENT-ILS PRENDRE DES ALCOOLS?

(Voir p. 92)

On verra par le cas suivant de ma pratique personnelle, comme il faut tenir compte des conditions individuelles, en autorisant les alcools.

Un homme de soixante ans environ, d'un certain embonpoint, qui avait été bon vivant, et prenait volontiers de bons vins, qui savait jouir des plaisirs de la table, et évitait avec soin tous les exercices corporels, eut une exagération intense de la soif et de la polyurie. L'examen des urines montra qu'il existait une quantité modérée de sucre ; le médecin traitant prescrivit un régime composé principalement d'albumines, et supprima à cet homme, d'ailleurs très occupé (il était avocat), la demi-bouteille de champagne qu'il prenait chaque jour ; rien ne fut changé d'ailleurs à son mode habituel de vie. Le malade ne présenta presque plus de sucre, mais son état général empira d'une manière inquiétante. Il maigrit, devint apathique, découragé et vint me consulter. Cet homme, fort intelligent, me dit qu'il voulait bien se contenter en général du régime antidiabétique, mais qu'il ne pourrait pas se passer du champagne, qui, depuis plusieurs années, lui était devenu un stimulant nécessaire. Je consentis avec le médecin traitant à lui accorder ce qu'il demandait, et lui donnai le conseil, accepté d'ailleurs, de prendre beaucoup plus d'exercice musculaire que par le passé. Le résultat fut surprenant : le sucre disparut complètement, et on n'en retrouvait que quelques traces de temps à autre. Le malade se soumit avec exactitude aux exigences que lui imposait la maladie. Il m'avoua même par lettre qu'il était arrivé à diminuer le champagne. J'ai appris plus tard que le malade avait vécu ainsi un certain nombre d'années[1].

Ces cas ne doivent cependant pas faire renoncer à la règle générale de supprimer le vin.

Dujardin-Beaumetz[2] défend, comme son maître Bouchardat l'avait fait en dernier lieu (ceci est contradictoire avec l'autre règle de Bouchardat indiquée dans la note III), les alcools, les liqueurs et les vins alcoolisés, mais il permet, avec une grande prudence, les bières, à l'exception des bières de malt et des extraits de malt. En tout cas, le médecin décidera, dans chaque cas, s'il faut permettre les boissons alcoolisées aux diabétiques, et quelle en sera la quantité ou la nature.

[1] Dans ce cas, on pourrait recourir aux vins mousseux à la saccharine fabriqués par Maas et Cie à Mayence, et dont il existe trois variétés (*sweet dry et half dry*). Le vin de saccharine mousseux (*sweet*), examiné dans mon laboratoire par le Dr Schulze, contient une quantité de sucre à peine constatable au polarimètre, quelque 1/10 0/0, et il a un goût fort agréable.

[2] Dujardin-Beaumetz, *Verhandl. des X intern. Congresses*, II, Abth. VI, p. 89. Berlin, 1891.

XIX

DE LA SUBSTITUTION DES DIFFÉRENTS HYDRATES DE CARBONE

(Voir p. 93)

Je me suis expliqué à ce sujet page 93. Je ne suis pas partisan de la substitution d'un hydrate de carbone par une quantité équivalente d'un autre hydrate. Je suis opposé à cette manière de voir de DUJARDIN-BEAUMETZ [1] de remplacer le pain de gluten par une quantité équivalente de pommes de terre chez les diabétiques. Si les diabétiques prennent 100 grammes de pommes de terre en place de 100 grammes de pain, ils prendront moins d'amidon, mais plus d'eau. Les pommes de terre seront prises avec beaucoup de beurre. Je ne trouve pas cette substitution heureuse, et, en dehors d'autres considérations, les pommes de terre ne peuvent pas remplacer le pain chez les diabétiques. Les pommes de terre, d'après mon opinion, doivent être absolument supprimées dans les régimes des diabétiques.

[1] *Ibidem*, p. 88.

XX

MÉTHODE DE DÜRING

(Voir p. [illegible])

La méthode de DÜRING[1] est faite d'après le schéma suivant qui doit être adapté aux cas particuliers :

Le matin, de 6 *à* 7 *heures* 1/2, enveloppement dans le drap mouillé, la fenêtre ouverte, puis frictions froides jusqu'à ce que le corps soit réchauffé.

A 7 *heures* 1/2, lait avec un peu d'eau de chaux ou un peu de café sans sucre, pain blanc rassis à volonté, ou, s'il n'est pas supporté et que l'on veuille changer, soupe au riz, bouillie (sarrasin) ou perles à l'eau sans beurre, cuites avec un peu de sel (les céréales doivent être préparées déjà la veille ; après avoir été bien lavées elles restent la nuit dans des vases vernissés, avec de l'eau : le matin, on cuit lentement de deux à quatre heures à un feu peu vif).

Promenade de une ou deux heures, et mouvements à l'air frais.

De 11 *à* 11 *heures* 1/2, tartine de beurre avec du pain blanc rassis et un œuf à la coque (l'œuf placé dans un

[1] DÜRING, *Ursache u. Heilung des Diabetes mellitus*, 3e édition augmentée, p. 48. Hanovre, 1880.

petit filet est mis dans l'eau bouillante pendant deux minutes, puis une à deux minutes dans l'eau froide pour que l'albumine reste liquide). Comme boisson, un demi-verre de bon vin rouge, coupé avec de l'eau, ou, ce qui est mieux supporté, une assiette de soupe avec du riz peu épais ou du froment, avec ou sans lait, toujours cuit à part et coupé d'eau de chaux qui est ajoutée à la soupe au moment de servir.

Promenade d'une demi-heure à une heure ; une heure de repos ou de sommeil, avant de se mettre à table.

De 2 à 3 heures, riz, viande rôtie jusqu'à 250 grammes, avec le jus, sans graisse ni sauce. Chez les malades qui ne sont pas trop affaiblis, une certaine quantité de pois secs ou de haricots blancs qui ont été ramollis la veille, cuits très longtemps et passés au tamis. Pommes sèches, prunes sans la peau, cerises et prunelles sans sucre, cuites au moins une heure et demie, le tout préparé comme les céréales. A la fin de la cuisson on ajoute pour une livre de prunes une demi-cuillerée à thé et pour les pommes une demi-cuillerée plus pleine de bicarbonate de soude. Les légumes verts, les asperges, les haricots, les carottes, les choux-fleurs sont cuits à l'eau et au sel ; toutes les variétés de choux sont permises. Les feuilles un peu volumineuses sont coupées en petits morceaux et mises dans l'eau salée ; l'eau bouillante est retirée, puis on ajoute de nouveau de l'eau avec un peu de sel, on fait encore bouillir, puis on retire l'eau. Dans quelques cas, quantité modérée de pommes et de cerises. Un petit verre de vin rouge coupé avec de l'eau.

Promenade de une à trois heures, ou mouvements en plein air.

Le soir, à 7 heures, riz, soupe perlée ou bouillie, avec un peu de sel, sans beurre, et passée au tamis; pour quelques malades, on pourra ajouter un peu de lait et d'eau de chaux.

Promenade d'au moins une demi-heure.

A 9 heures ou, au plus tard, à 10 heures, coucher, les fenêtres ouvertes.

L'alimentation de Düring est composée de plats peu variés, sans graisse. Elle consiste par jour en :

80 à 120 grammes de riz bien cuit ; semoule, soupe de gruau ou bouillie de sarrasin ; 250 grammes de viande fumée ou rôtie; compote de pommes sèches, prunes ou cerises en petite quantité, café au lait avec du pain blanc, rassis, à volonté, un peu de vin rouge, hydrothérapie le matin pendant une heure et demie, sept heures de promenade ou de mouvements au grand air, pendant le jour, sommeil la fenêtre ouverte. Il faut penser, comme Düring, que les résultats obtenus seront relativement favorables, et j'ajouterai que c'est très compréhensible.

XXI

LE RÉGIME VÉGÉTARIEN DE LAHMANN

(Voir p. 96)

Le Dr LAHMANN [1] dit qu'il a obtenu par le régime suivant de bons résultats dans le diabète et la glycosurie :

1° Le *matin*, lait ou cacao amer ;

2° *Déjeuner*, fruits de la saison et, si possible, radis ;

3° *A midi*, légumes verts (épinards, choux, haricots), salade verte, un peu de viande suivant le désir du malade, mais principalement du riz (ramolli 12 heures et cuit 6 heures), des radis ou des fruits (fromage blanc et frais) ;

4° Le *soir*, salade verte avec un œuf, radis et fruits, un verre de petit-lait battu et un peu de croûte de pain égrugé.

Comme boisson, de l'eau, un peu de limonade au citron en petite quantité, comme un peu de vin (tous les deux ou trois jours).

Les quantités de ces aliments ne sont pas indiquées, il est donc difficile de se rendre un compte exact. Il semble pourtant qu'il s'agit ici d'un régime d'inanition (l'autorisa-

[1] H. LAHMANN, *Die diætetische Blutentmischung als Grundursache aller Krankheiten*, p. 56. Leipzig, 1892.

tion purement facultative de la viande, à la demande du malade, semble aussi le prouver) ; ce régime peut amener une amélioration passagère de la glycosurie, mais aussi une aggravation rapide de l'état pathologique.

XXII

DOIT-ON RENSEIGNER LES DIABÉTIQUES SUR LEUR ÉTAT

(Voir p. 101)

Je sais que beaucoup de médecins ont cette opinion que les malades doivent être renseignés exactement sur leur état. WORMS [1], pour citer un exemple, le dit très nettement, et il y voit deux avantages : les malades connaissent les particularités que présente leur urine, et la satisfaction qu'ils éprouvent en voyant les modifications favorables peut amener une diminution, voire même une disparition du sucre ; d'autre part, cette connaissance permettra aux malades de modifier leur régime si sévère. Pour moi, au contraire, je juge très périlleux l'abandon des règles du régime et du *modus vivendi* nécessaire au diabétique. Au lieu de renseigner le diabétique sur son état et sur les phases de la maladie, il me paraît beaucoup plus avantageux de l'habituer à se conformer à un régime de vie éprouvé, comme cela a été dit dans le deuxième chapitre de ce livre.

[1] WORMS, *Bull. de l'Acad. de méd.*, t. XXI, 14 mai 1889, p. 714.

XXIII

QUELQUES REMARQUES A PROPOS DE MON HYPOTHÈSE SUR LES CAUSES DU DIABÈTE SUCRÉ

(Voir p. 109)

L'importance que j'attribue à la petite quantité d'acide carbonique, produite dans le processus d'oxydation chez les diabétiques, ressort des expériences de Pettenkofer et Voit. Ces auteurs ont montré que le diabétique, tout en détruisant plus d'albumine que l'homme sain, et en comburant aussi plus de graisse au détriment, soit des aliments, soit de son propre corps, absorbe cependant moins d'oxygène, et élimine moins d'acide carbonique que l'homme sain [1]. A ces expériences de Pettenkofer et Voit, Léo [2] a objecté qu'elles n'avaient porté que sur un seul individu. L'objection est fondée ; mais il faut remarquer que les expériences sur ce malade ont été faites dans les conditions les plus variées et qu'elles ont par suite plus de poids que les autres observations particulières, prises sur un grand nombre d'individus. Je ne puis pas approuver les autres objections de Léo contre la méthode elle-même. Malgré les erreurs d'appréciation de l'oxygène qui n'ont pas, pour moi, une

[1] Voit, *l. c.* (*Stoffwechsel und Ernährung*), p. 225.
[2] Léo, *Verhandl. des VIII med. Congresses*, p. 354. Wiesbaden, 1889.

si grande importance, l'appareil de PETTENKOFER et VOIT est encore le meilleur que nous ayons pour apprécier les recettes et les pertes de l'organisme vivant. Si l'on compare au point de vue qui nous intéresse, c'est-à-dire à propos de l'élimination de l'acide carbonique, les résultats donnés par la méthode de PETTENKOFER et ceux de ZUNTZ, il ne peut y avoir de doute sur la supériorité de la première méthode; c'est également l'opinion du professeur LEHMANN, Directeur du Laboratoire d'agriculture à l'École Normale de Göttingen, homme particulièrement compétent pour cette question.

En ce qui concerne l'objection émise d'abord par ZUNTZ[1], reprise ensuite par LÉO, de l'impossibilité d'établir, avec l'appareil de PETTENKOFER et de VOIT, et de comparer les différentes conditions expérimentales suivant l'intensité et la fréquence des mouvements musculaires, qui influent sur les échanges gazeux chez l'homme sain et le malade, il ne faut pas nier que PETTENKOFER et VOIT n'aient tenu également compte de ces conditions. Il ne faut pas négliger ce fait que l'appareil de ZUNTZ ne permet que de courtes périodes d'observations, qu'il est fatiguant pour le malade et qu'il donnera des variations plus ou moins importantes dans les résultats de l'expérience.

Les expériences sur les échanges nutritifs portent en

[1] ZUNTZ et LEHMANN, *Berl. klin. Woch.*, 1887, n° 24, p. 420.

général sur les vingt-quatre heures. Cet espace de temps est supporté par le malade, avec l'appareil de Pettenkofer; les modifications qui peuvent se produire individuellement peuvent donc s'équilibrer. Comme il existe aussi de grandes différences dans les échanges nutritifs du jour et de la nuit, la méthode employée par Zuntz nécessitera un grand nombre d'observations particulières à des intervalles réguliers. Si l'on compare les résultats publiés par Léo [1] deux ans après ses deux premières publications, on arrivera à la conviction que ces résultats ne sont pas ce qu'on pouvait en attendre. Les expériences de Léo n'ont pas non plus été faites dans des conditions de régime déterminées.

La diminution de la quantité d'acide carbonique éliminé dans le diabète sucré n'est pas absolue, mais seulement relative par rapport à la quantité des aliments qui ont été pris. En établissant les expériences chez les diabétiques, on ne pourra se passer de tenir le compte le plus exact des recettes chez ces malades. A propos de la méthode d'expérimentation, utilisée par Léo et dont il vante la supériorité sur celle de Pettenkofer et de Voit, même dans sa dernière publication, on peut citer les résultats obtenus par Fick [2] de Würzbourg. Pour déterminer la quantité d'acide

[1] Léo, *Ueber den respir. Stoffwechsel bei Diab. mell.*, *Zeitschr. f. klin. Med.*, XIX *Supplementband.*

[2] Fick, *Die Zersetzungen des Nahrungseiweisses im Thierkörper. Sitzungsber. der Würzb. med. Gesellschaft*, 1890, XV. Séance du 21 décembre 1889.

carbonique introduite dans l'organisme avec les aliments riches en substances albuminoïdes ou avec les hydrates de carbone et les graisses, cet auteur a suivi une méthode analogue à celle de ZUNTZ et de ses élèves. Chaque série d'expériences consistait en expériences de dix minutes, avant et après le repas (les expériences de LÉO duraient moins longtemps). FICK a quelquefois obtenu des résultats qui concordaient complètement avec sa manière de voir ; d'autres fois, au contraire, il n'en était pas ainsi et, « malgré une grande perte de temps et beaucoup de peine pour s'initier à la technique, il n'a pu arriver à une conclusion nette. Probablement, dit FICK, ces expériences isolées, de dix minutes, sont soumises à un grand nombre d'autres influences qui empêchent de résoudre la question. Il faudrait, dans ce but, faire des expériences dans lesquelles on déterminerait la quantité d'acide carbonique éliminée pendant plusieurs heures. »

Les expériences nouvelles, mais non encore publiées, de QUINQUAUD, qui sont citées par Albert ROBIN [1], concorderont-elles avec les « anciennes » expériences de PETTENKOFER et de VOIT. On en jugera après leur publication qui, autant que j'ai pu le savoir, n'a pas été faite [2].

[1] Alb. ROBIN, *Bull. de l'Académie de méd.*, p. 787. Paris, 1889.

[2] *Note pendant la correction des épreuves.* — Je lis dans la *Münch. med. Woch.*, 1892, p. 136, n° 8, le compte rendu officiel de la séance de la Société de Morph. et Phys. du 6 mai 1891 à Munich : VOIT, s'appuyant sur les dernières expériences, pense que le diabétique, quand il s'alimente

largement, prend autant d'oxygène et élimine autant d'acide carbonique que l'homme sain de même poids et dans les mêmes conditions. Le travail projeté de Voit n'a pas encore paru, et la question ne se trouverait pas encore terminée par là. Il est nécessaire de faire de nouvelles recherches sur la respiration des diabétiques avec des appareils plus parfaits et de meilleures méthodes. Le processus d'oxydation dans le diabète n'est pas normal, comme le montre avec la plus grande vraisemblance la diminution de la température chez ces malades : elle ne pourrait s'expliquer autrement que par la diminution des oxydations dans les tissus. Les expériences de HOFMEISTER, rapportées plus haut, page 113, confirment également ce fait.

TABLE DES MATIÈRES

CHAPITRE PREMIER

APERÇU HISTORIQUE SUR LES TRAITEMENTS DU DIABÈTE SUCRÉ ET SUR LES RÉGIMES DES DIABÉTIQUES

CHAPITRE II

CRITIQUE DES RÉGIMES APPLIQUÉS AU TRAITEMENT DU DIABÈTE SUCRÉ D'APRÈS MON EXPÉRIENCE PERSONNELLE

CHAPITRE III

JUSTIFICATION THÉORIQUE DES RÈGLES EXPOSÉES DANS LE CHAPITRE PRÉCÉDENT

CHAPITRE SUPPLÉMENTAIRE

NOTES ET REMARQUES

(I à XXIII)

Tours. — Imprimerie Deslis Frères.

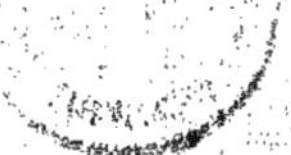

A LA MÊME LIBRAIRIE

A[illegible] (J.), [illegible] de Cours à la Faculté de médecine de Toulouse. — **Les nouvelles [illegible] nerveuses**, 1 vol. in-16 de 360 pages.......... 4 fr.

DUJARDIN-BEAUMETZ, membre de l'Académie de médecine, médecin de l'hôpital Cochin, membre du Conseil d'hygiène et de salubrité de la Seine. — **Leçons de clinique thérapeutique**, contenant le traitement des maladies du cœur et de l'aorte, de l'estomac et de l'intestin, du foie et des reins, du poumon et de la plèvre, du larynx et du pharynx, des maladies du système nerveux, le traitement des fièvres et des maladies générales. 3 vol. gr. in-8 de 800 pages chacun, avec figures dans le texte et planches chromolithographiques hors texte, 6e édition entièrement remaniée. .... 48 fr.

DUJARDIN-BEAUMETZ. — *Conférences thérapeutiques de l'hôpital Cochin*, 1885-1886. **L'hygiène alimentaire**, 1 vol. de [illegible] p., avec [illegible] en chromo hors texte, br., 6 fr. ; cartonné.......... 7 fr.

DUJARDIN-BEAUMETZ. — *Conférences thérapeutiques de l'hôpital Cochin*, 18[illegible]-1888. **L'hygiène thérapeutique**. 1 vol. de 230 pages, avec planche en chromo hors texte, br., 6 fr. ; cart.......... 7 fr.

DUJARDIN-BEAUMETZ. — *Co[illegible]* [illegible]-1888. **L'hygi[illegible] [illegible]** 1 vol. [illegible] en chromo, [illegible], 6 fr. ; cartonné.......... [illegible]

DUJARDIN-BEAUMETZ. — **Traitement des maladies de l'estomac**, 1 vol. gr. in-8 de 380 pages, avec figures et 1 planche en chromo. 2e édition revue et corrigée.......... 7 fr.

FRANCK (François), membre de l'Académie de médecine, professeur remplaçant au Collège de France. — **Leçons sur les fonctions motrices du cerveau** (réactions volontaires et organiques) et sur l'épilepsie cérébrale précédées d'une préface du professeur CHARCOT. 1 vol. gr. in-8, de 570 p., avec 83 fig. ... 12 fr.

GRANCHER (J.), professeur à la Faculté de médecine de Paris. — **Maladies de l'appareil respiratoire** Tuberculose et Auscultation. 1 beau vol. de 520 p., avec figures dans le texte et 2 planches en couleur hors texte.......... 10 fr.

HUCHARD (Henri), médecin de l'hôpital Bichat — **Leçons de clinique et de thérapeutique médicales** - **Maladies du cœur et des vaisseaux.** — **Artériosclérose.** — **Aortites, cardiopathies artérielles.** — **Angines de poitrine.** 1 fort vol. gr. in-8 de 930 pages, avec figures et 4 planches en chromo hors texte. 2e édition, revue et augmentée.......... 16 fr.

LECORCHÉ (E.), professeur agrégé à la Faculté de médecine de Paris, et Ch. TALAMON, médecin des hôpitaux. — **Traité de l'Albuminurie et du Mal de Bright** 1 fort vol. gr. in-8 de 800 pages.......... 14 fr.

PITRES (A.), doyen de la Faculté de médecine de Bordeaux. — **Leçons cliniques sur l'Hystérie et l'Hypnotisme**, faites à l'hôpital Saint-André, de Bordeaux. 2 vol. gr. in-8, formant 1,100 p., avec 133 fig. dans le texte et 16 pl. hors texte.......... 24 fr.

RAYMOND (F.), professeur agrégé à la Faculté de médecine de Paris, médecin de l'hôpital Saint-Antoine. — **Maladies du système nerveux. Atrophies musculaires et maladies amiotrophiques.** 1 vol. grand in-8 de 540 pages.......... 10 fr.

RENDU (H.), professeur agrégé à la Faculté de médecine de Paris, médecin de l'hôpital Necker — **Leçons de clinique médicale** 2 vol. gr. in-8, formant 1.000 pages.......... 20 fr.

ROBSON-ROOSE, membre du Collège royal de médecine d'Edimbourg. — **La Goutte et ses rapports avec les maladies du foie et des reins.** Ouvrage traduit d'après la 3e édition anglaise, par Lucien DESTAU. 1 vol. in-18.......... 3 fr. 50

Tours, imp. Deslis Frères, rue Gambetta, 6.

www.ingramcontent.com/pod-product-compliance
Ingram Content Group UK Ltd.
Pitfield, Milton Keynes, MK11 3LW, UK
UKHW020323230726
13925UKWH00002B/581